L'infirmier

en

Allergologie et Immunologie

Le Guide complet

ALEXANDRE CAREWELL

Table des matières

« L'Allergologie et l'Immunologie, c'est un peu comme être un détective spécialisé dans les mystères du corps humain. L'allergologue traque ce qui fait éternuer, démanger et rougir, pendant que l'immunologue est le coach de l'équipe de défense du corps, s'assurant que chaque cellule est prête à combattre les envahisseurs indésirables. Ensemble, ils font en sorte que vous n'éternuiez pas trop et que votre bouclier corporel soit toujours au top de sa forme ! »

Chapitre 1:
INTRODUCTION
À L'ALLERGOLOGIE ET L'IMMUNOLOGIE

Définition et rôle
de l'Allergologie et l'Immunologie

L'Allergologie et l'Immunologie sont deux disciplines médicales étroitement liées, qui s'intéressent respectivement aux mécanismes des réactions allergiques et aux fonctions du système immunitaire. Leur champ d'action est vaste, englobant un large éventail de manifestations cliniques, de la simple rhinite saisonnière aux immunodéficiences complexes, et touchant ainsi une part importante de la population.

L'allergologie s'intéresse principalement à la manière dont notre corps réagit de façon excessive à certaines substances, appelées allergènes. Ces allergènes peuvent être présents dans notre environnement, tels que le pollen, la poussière ou les aliments. La plupart des gens peuvent être exposés à ces substances sans problème, mais pour d'autres, cette exposition déclenche une réaction allergique. Cette hypersensibilité du système immunitaire peut se manifester par des symptômes aussi bénins que des éternuements ou aussi graves qu'un choc anaphylactique, une réaction potentiellement mortelle.

De l'autre côté, l'immunologie se consacre à l'étude du système immunitaire, cette incroyable machine de défense qui protège notre corps contre les infections. C'est un réseau complexe de cellules, de tissus et d'organes qui travaillent de concert pour détecter et neutraliser les agents pathogènes tels que les bactéries, les virus et autres menaces. Cependant, lorsque ce système ne fonctionne pas correctement, qu'il soit hyperactif ou insuffisamment actif, il peut donner lieu à une série de maladies, allant des allergies aux immunodéficiences.

Le rôle de l'Allergologie et Immunologie est donc double. D'une part, il s'agit d'identifier, de diagnostiquer et de traiter les allergies, en aidant les patients à comprendre leurs déclencheurs et à gérer ou éviter leurs expositions. D'autre part, la spécialité veille à comprendre les dysfonctionnements du système immunitaire, que ce soit une réactivité excessive ou une incapacité à protéger le corps, et à mettre en œuvre des stratégies pour corriger ces anomalies.

L'Allergologie et l'Immunologie sont au carrefour de nombreuses disciplines médicales, offrant une compréhension unique de l'interaction entre notre corps et l'environnement qui nous entoure. En naviguant dans ce fascinant monde de réactions et de défenses, les spécialistes de ces domaines jouent un rôle essentiel pour assurer que notre système immunitaire fonctionne de manière harmonieuse, en protégeant notre santé sans pour autant s'attaquer à nous-mêmes.

L'importance de la spécialité dans la médecine moderne

La médecine moderne, avec ses avancées technologiques et scientifiques, est à la pointe de la compréhension du corps humain. Au cœur de cette compréhension se trouvent l'Allergologie et Immunologie, une spécialité qui éclaire non seulement les mécanismes par lesquels notre corps se défend, mais aussi comment et pourquoi il réagit excessivement à des substances qui sont inoffensives pour la majorité.

Dans le contexte actuel où les maladies allergiques connaissent une augmentation sans précédent, l'Allergologie s'avère plus pertinente que jamais. Selon l'Organisation Mondiale de la Santé, des centaines de millions de personnes souffrent d'allergies respiratoires, et ce nombre ne cesse de croître. Les raisons de cette augmentation restent un sujet de débat actif, mais des facteurs tels que la pollution, les changements dans nos modes de vie, les régimes alimentaires et même l'hygiène excessive sont tous suspectés de jouer un rôle. Les allergies ne sont pas seulement désagréables; elles peuvent sérieusement entraver la qualité de vie et, dans des cas extrêmes, être mortelles.

L'immunologie, quant à elle, est la pierre angulaire de notre compréhension de nombreuses maladies, des infections courantes aux maladies auto-immunes, en passant par le cancer. Avec le développement récent de thérapies ciblées, telles que l'immunothérapie pour le traitement du cancer, il est clair que la manipulation du système immunitaire est une frontière passionnante de la médecine moderne. De plus, dans un monde où les maladies émergentes et ré-émergentes sont une préoccupation constante, une solide compréhension de l'immunologie est indispensable pour développer des stratégies de prévention et de traitement efficaces.

La spécialité joue également un rôle crucial dans le domaine des vaccinations, l'une des interventions médicales les plus transformatrices de notre époque. Alors que les débats sur la vaccination continuent d'agiter l'opinion publique, les experts en immunologie sont essentiels pour démystifier les faits, guider la recherche et assurer l'efficacité et la sécurité des vaccins.

L'Allergologie et l'Immunologie, en fin de compte, ne sont pas simplement une autre branche de la médecine; elles sont intrinsèquement liées à la manière dont nous interagissons avec notre environnement au sens large. Elles informent et sont informées par tout, de l'écologie à la sociologie, de la biologie moléculaire à la santé publique. En éclairant les mystères du système immunitaire et en fournissant des solutions aux défis posés par les allergies, cette spécialité continue de façonner la médecine moderne, promettant des avancées passionnantes et essentielles pour la santé humaine dans les années à venir.

Rôle et responsabilités de l'infirmière en Allergologie et Immunologie

Dans le domaine médical dynamique et complexe de l'Allergologie et de l'Immunologie, l'infirmière joue un rôle central. Bien plus qu'un simple soutien au médecin, elle est souvent le premier point de contact pour les patients, jouant un rôle crucial dans l'évaluation, l'éducation et la prise en charge globale.

- **Évaluation des patients** : Lorsque les patients se présentent avec des symptômes d'allergie ou d'immunodéficience, c'est souvent l'infirmière qui effectue la première évaluation. Elle recueille les antécédents médicaux, procède à des tests préliminaires, et évalue la gravité et la nature des symptômes. Cette évaluation initiale est essentielle pour orienter le traitement subséquent.
- **Administration des tests** : L'infirmière en allergologie est formée pour effectuer des tests cutanés, mesurer les taux d'immunoglobuline, administrer des tests de provocation et d'autres évaluations spécialisées qui aident à déterminer la cause sous-jacente des symptômes du patient.
- **Éducation des patients** : L'un des rôles les plus cruciaux de l'infirmière est d'éduquer les patients sur leur condition. Elle fournit des informations sur la

nature des allergies ou des troubles immunitaires, les facteurs déclenchants potentiels, la prévention des expositions et la manière de gérer une réaction allergique ou une crise immunitaire.

- **Administration des traitements** : Que ce soit pour administrer des immunosuppresseurs, des immunoglobulines, ou des injections d'allergènes pour l'immunothérapie, l'infirmière est souvent celle qui gère directement les traitements. Elle doit être experte dans la technique, tout en veillant à la sécurité et au confort du patient.
- **Surveillance des patients** : Après l'administration d'un traitement, les patients doivent souvent être surveillés pour détecter d'éventuelles réactions. L'infirmière observe les signes vitaux, les symptômes de réactions allergiques, et tout autre effet secondaire.
- **Collaboration interdisciplinaire** : L'infirmière en allergologie et immunologie travaille en étroite collaboration avec une équipe multidisciplinaire composée d'allergologues, d'immunologistes, de diététiciens, de travailleurs sociaux et d'autres professionnels de santé. Cette collaboration assure une prise en charge holistique du patient.
- **Recherche et mise à jour des connaissances** : La médecine évolue rapidement, et les infirmières ont la responsabilité de se tenir informées des dernières recherches, traitements et directives en matière d'allergologie et d'immunologie. De plus, elles peuvent également participer activement à la recherche clinique.
- **Soutien émotionnel** : Face à un diagnostic d'allergie ou de trouble immunitaire, de nombreux patients ressentent de l'anxiété, de la frustration ou de la peur. L'infirmière offre un soutien émotionnel, écoute les préoccupations des patients et les oriente vers des ressources appropriées.

- **Gestion des urgences** : Dans les cas d'une réaction allergique grave, comme un choc anaphylactique, l'infirmière doit agir rapidement pour administrer des traitements d'urgence et stabiliser le patient.

L'infirmière en Allergologie et Immunologie est à la fois une éducatrice, une thérapeute, une chercheuse et une défenseure. Sa position unique au carrefour des soins cliniques, de l'éducation et de la recherche en fait un pilier indispensable dans la prise en charge des patients atteints d'allergies et de troubles immunitaires.

Chapitre 2:
ANATOMIE ET PHYSIOLOGIE DU SYSTÈME IMMUNITAIRE

Les composants clés du système immunitaire

Le système immunitaire est un réseau complexe et interconnecté de cellules, tissus, organes et molécules qui travaillent ensemble pour défendre le corps contre les agents pathogènes et autres menaces étrangères. Sa capacité à distinguer le soi du non-soi est une merveille de la biologie, et il s'appuie sur plusieurs composants clés pour remplir ses fonctions protectrices.

- Les cellules immunitaires :
    - **Les lymphocytes** : Ils sont essentiels à la réponse immunitaire adaptative. Les principaux types sont les lymphocytes T (qui peuvent tuer directement les cellules infectées ou aider d'autres cellules immunitaires) et les lymphocytes B (qui produisent des anticorps).
    - **Les phagocytes** : Ces cellules "mangent" les envahisseurs. Le macrophage est un phagocyte bien connu, tout comme le neutrophile.
    - **Les cellules NK (Natural Killer)** : Elles sont capables de tuer directement certaines cellules infectées ou tumorales.
- **Les anticorps** : Ce sont des protéines spéciales produites par les lymphocytes B en réponse à un antigène spécifique. Ils se lient à cet antigène, le marquant pour la destruction ou neutralisant directement sa fonction.

- Les organes lymphoïdes :
  - **La moelle osseuse** : C'est le lieu de naissance des cellules sanguines, y compris la plupart des cellules immunitaires.
  - **Le thymus** : C'est ici que les lymphocytes T deviennent matures.
  - **Les ganglions lymphatiques** : Ils agissent comme des filtres, capturant les agents pathogènes pour les exposer aux cellules immunitaires.
  - **La rate** : Elle filtre le sang, exposant le sang à des cellules immunitaires et détruisant les vieux globules rouges.
- Les barrières physiques et chimiques :
  - **La peau** : C'est la première ligne de défense, agissant comme une barrière physique.
  - **Les muqueuses** : Situées dans les voies respiratoires, digestives et génito-urinaires, elles sécrètent du mucus qui piège les agents pathogènes.
  - **Les enzymes digestives** : Dans l'estomac, elles détruisent de nombreux agents pathogènes qui sont ingérés.
- **Cytokines et chimiokines** : Ce sont des protéines de signalisation qui modulent l'activité du système immunitaire, favorisant ou inhibant diverses réponses.
- **Le système du complément** : C'est un ensemble de protéines sanguines qui, une fois activées, peuvent perforer la membrane des bactéries et les détruire.
- **Cellules dendritiques** : Elles "présentent" des fragments d'agents pathogènes aux lymphocytes T, jouant un rôle essentiel dans la liaison entre l'immunité innée et adaptative.

La coordination de ces composants permet au système immunitaire de monter une défense rapide contre les menaces (immunité innée) tout en développant une mémoire immunitaire pour les menaces précédemment rencontrées (immunité adaptative). C'est cette capacité à "se souvenir" qui est exploitée lorsque nous utilisons des vaccins pour prévenir des maladies. Dans le magnifique ballet de l'immunité, chaque composant joue un rôle essentiel pour garantir la santé et le bien-être de l'individu.

Le fonctionnement du système immunitaire

Le système immunitaire est un prodige de coordination et d'adaptabilité. Il protège le corps contre les agents pathogènes, tels que les virus, bactéries, parasites, et également contre les cellules tumorales. Sa capacité à différencier ce qui appartient au corps (le soi) de ce qui est étranger (le non-soi) est fondamentale pour sa fonction. Voici comment il fonctionne:

- **L'immunité innée** : C'est la première ligne de défense, offrant une réponse rapide mais non spécifique contre les envahisseurs.
  - **Barrières physiques**: La peau et les muqueuses empêchent les agents pathogènes d'entrer.
  - **Réponse inflammatoire**: En cas de blessure ou d'infection, les vaisseaux sanguins dilatés permettent à plus de leucocytes d'atteindre le site, causant rougeur, chaleur et gonflement.
  - **Phagocytose**: Les phagocytes, comme les macrophages, "mangent" les envahisseurs.
  - **Protéines du complément**: Elles peuvent directement attaquer la membrane de l'agent pathogène ou le marquer pour la phagocytose.

- **L'immunité adaptative**: Elle prend plus de temps à se développer, mais est spécifique et dispose de la mémoire immunitaire.
  - **Lymphocytes T**: Après être devenus matures dans le thymus, ils peuvent reconnaître les antigènes spécifiques grâce à des récepteurs. Certains, les T cytotoxiques, détruisent directement les cellules infectées, tandis que les T auxiliaires stimulent d'autres parties du système immunitaire.
  - **Lymphocytes B**: Après activation, ils se différencient en cellules plasmatiques qui produisent des anticorps spécifiques à un antigène. Ces anticorps peuvent neutraliser ou marquer l'agent pathogène pour la destruction.
  - **Mémoire immunitaire**: Après une première exposition, les lymphocytes B et T de mémoire sont conservés. Si le même agent pathogène est rencontré à nouveau, la réponse est plus rapide et plus forte.
- Communication et régulation :
  - **Cytokines**: Ces protéines signalent et coordonnent l'activité entre les différentes cellules immunitaires. Elles peuvent promouvoir ou inhiber une réponse immunitaire.
  - **Cellules régulatrices**: Certaines cellules, comme les lymphocytes T régulateurs, aident à moduler ou à éteindre la réponse immunitaire pour éviter les dommages aux tissus sains.
- Reconnaissance du soi et du non-soi:
  - **Complexes majeurs d'histocompatibilité (CMH)**: Ces protéines à la surface des cellules présentent des morceaux d'antigènes. Le CMH de classe I est présent sur presque toutes les cellules et montre ce qui est "normal". Le CMH de classe II est présent sur certaines cellules

immunitaires et présente des antigènes étrangers.
- Surveillance et défense contre le cancer:
  - **Immunité anti-tumorale**: Le système immunitaire reconnaît et cible les cellules anormales. Les cellules NK et les lymphocytes T cytotoxiques jouent un rôle particulièrement important dans la reconnaissance et la destruction des cellules tumorales.

Le système immunitaire est une merveille d'équilibre: trop actif, et il peut attaquer les propres tissus du corps, conduisant à des maladies auto-immunes; pas assez actif, et il laisse le corps vulnérable aux infections. Son bon fonctionnement est donc essentiel à notre survie.

Les déséquilibres et défaillances immunitaires

Le système immunitaire est essentiel pour protéger l'organisme contre les envahisseurs étrangers. Cependant, il peut parfois mal fonctionner, conduisant à des déséquilibres ou à des défaillances. Ces anomalies peuvent rendre l'individu plus vulnérable aux infections, déclencher des réactions contre ses propres tissus, ou bien entraîner une hypersensibilité à des substances généralement inoffensives.

- Les immunodéficiences :
  - **Immunodéficiences primaires**: Ces troubles génétiques affectent la capacité du corps à combattre les infections. Exemples: déficit en IgA, agammaglobulinémie liée à l'X.
  - **Immunodéficiences secondaires**: Elles résultent d'autres maladies ou de traitements médicaux. Par exemple, le VIH/SIDA affecte les

lymphocytes T, tandis que la chimiothérapie ou la corticothérapie peuvent réduire l'activité immunitaire.

- Les maladies auto-immunes :
  - Ces conditions surviennent lorsque le système immunitaire attaque par erreur les propres cellules et tissus de l'organisme. Parmi les exemples, citons la sclérose en plaques (ciblant le système nerveux), le lupus érythémateux disséminé (affectant plusieurs organes), ou la polyarthrite rhumatoïde (ciblant les articulations).
- Les allergies :
  - Les réactions allergiques se produisent lorsque le système immunitaire répond de manière excessive à une substance normalement inoffensive, appelée allergène. Cela peut engendrer des symptômes tels que l'urticaire, l'asthme, ou dans les cas graves, un choc anaphylactique.
- Les troubles inflammatoires :
  - Parfois, le système immunitaire peut provoquer une inflammation excessive ou inappropriée, même en l'absence d'une infection ou d'une lésion. Des maladies comme la maladie de Crohn ou la colite ulcéreuse en sont des exemples.
- Les cancers du système immunitaire :
  - Ces cancers, tels que les leucémies et les lymphomes, proviennent des cellules du système immunitaire lui-même. Ils peuvent altérer la fonction immunitaire et nécessitent souvent une intervention médicale agressive.
- Réactions de rejet :
  - Après une greffe d'organe, le système immunitaire du receveur peut reconnaître le nouvel organe comme étranger et l'attaquer, menant à un rejet de greffe. Des

immunosuppresseurs sont alors prescrits pour réduire cette réaction.

- Syndromes d'activation immunitaire :
    - Dans certains cas, une activation excessive et incontrôlée du système immunitaire peut survenir, entraînant des symptômes systémiques sévères. Le syndrome de libération des cytokines, parfois observé après certaines immunothérapies, en est un exemple.

Ces déséquilibres et défaillances démontrent l'importance cruciale d'un système immunitaire bien régulé. La reconnaissance précoce et la prise en charge appropriée de ces conditions sont essentielles pour prévenir les complications et améliorer la qualité de vie des patients.

Chapitre 3:
LES PRINCIPALES MALADIES ALLERGIQUES ET IMMUNOLOGIQUES

Les allergies respiratoires

Les allergies respiratoires sont parmi les affections allergiques les plus courantes. Elles résultent d'une réaction immunitaire exagérée de l'organisme face à des allergènes présents dans l'air que nous respirons. Elles peuvent toucher les voies respiratoires supérieures, comme le nez, ou les voies respiratoires inférieures, comme les bronches.

- Les causes des allergies respiratoires :
    - **Pollen**: Les grains de pollen provenant des arbres, herbes, et graminées sont des allergènes courants.
    - **Acariens**: Ces petites créatures vivent dans la poussière domestique et sont une cause majeure d'allergies respiratoires.
    - **Poils d'animaux**: Les protéines présentes dans la salive, l'urine et les squames des animaux peuvent provoquer des réactions allergiques.
    - **Moisissures**: Les spores de moisissures présentes dans les environnements humides sont également des allergènes potentiels.
    - **Cockroach (blattes)**: Les déjections et fragments corporels peuvent être des allergènes pour certaines personnes.
- Les symptômes :
    - **Rhinite allergique** : éternuements, démangeaisons nasales, nez bouché ou qui

coule, larmoiement et démangeaisons oculaires.

- **Asthme allergique**: toux, essoufflement, sifflements respiratoires, et oppression thoracique. Il s'agit d'une inflammation des voies respiratoires inférieures en réponse à un allergène.

- Diagnostic :
  - **Tests cutanés**: Des extraits d'allergènes sont appliqués sur la peau à l'aide d'une petite piqûre pour déterminer les allergènes responsables.
  - **Test sanguin (IgE spécifiques)** : Mesure la quantité d'anticorps IgE produits en réponse à certains allergènes.
  - **Mesure du débit expiratoire de pointe**: Permet d'évaluer la fonction pulmonaire chez les personnes asthmatiques.

- Traitements :
  - **Éviction allergénique**: La meilleure manière de gérer une allergie est d'éviter l'allergène. Par exemple, en utilisant des housses anti-acariens ou en limitant l'exposition aux animaux domestiques.
  - **Médicaments symptomatiques**: Antihistaminiques, corticostéroïdes nasaux, bronchodilatateurs et autres peuvent être prescrits.
  - **Immunothérapie (désensibilisation)**: Elle vise à habituer progressivement l'organisme à l'allergène afin de diminuer la sévérité de la réaction allergique.

- Prévention :
  - **Contrôle de l'environnement**: Réduire l'humidité pour contrôler les moisissures, utiliser des purificateurs d'air, et éviter de

dormir avec les fenêtres ouvertes pendant la saison pollinique.
- **Éducation**: Comprendre sa propre allergie, connaître les déclencheurs et savoir comment les éviter.

Les allergies respiratoires, si elles ne sont pas bien gérées, peuvent considérablement affecter la qualité de vie d'un individu. Une prise en charge multidisciplinaire, impliquant allergologues, pneumologues et, bien entendu, les infirmières spécialisées, est souvent nécessaire pour garantir un traitement optimal.

Allergies alimentaires et cutanées

Les allergies alimentaires et cutanées sont des manifestations courantes d'une réactivité immunitaire anormale envers des substances normalement inoffensives. Elles peuvent varier en gravité, allant de légères démangeaisons à des réactions potentiellement mortelles.

- **Allergies alimentaires :**
  - Causes:
    - Certains aliments sont plus fréquemment responsables d'allergies, comme les arachides, le lait de vache, les œufs, le poisson, les crustacés, le soja, le blé, et les noix.
  - Symptômes:
    - Ces allergies peuvent provoquer des démangeaisons buccales, un gonflement des lèvres ou de la gorge, des éruptions cutanées, des douleurs abdominales, de la diarrhée, des

vomissements et, dans les cas les plus graves, un choc anaphylactique.

- Diagnostic:
    - Test cutané, test sanguin pour détecter les IgE spécifiques, et test de provocation orale sous surveillance médicale.
- Traitements:
    - Éviction stricte de l'allergène alimentaire, médicaments antihistaminiques, et auto-injecteurs d'épinéphrine pour traiter les réactions anaphylactiques.

- **Allergies cutanées:**
- Dermatite de contact:
    - Provoquée par le contact direct avec un allergène (par exemple, nickel, latex, parfums, conservateurs).
    - Symptômes: rougeur, démangeaisons, formation de vésicules.
    - Diagnostic: test épicutané.
    - Traitement: éviction de l'allergène, crèmes corticoïdes.

- Urticaire:
    - Éruptions cutanées caractérisées par des plaques rouges en relief qui démangent.
    - Peut être déclenché par des aliments, des médicaments, des piqûres d'insectes, ou d'autres facteurs.
    - Diagnostic: anamnèse, tests cutanés, tests sanguins.
    - Traitement: antihistaminiques, éviction des déclencheurs.
    - Dermatite atopique (eczéma):

- Maladie inflammatoire de la peau avec une composante allergique.
- Symptômes: sécheresse, rougeurs, démangeaisons.
- Traitement: hydratation intense, crèmes corticoïdes, éviction des allergènes identifiés.

- **Prévention et éducation:**
    - La meilleure stratégie pour gérer les allergies est de prévenir l'exposition aux allergènes identifiés.
    - L'éducation des patients et de leur entourage est cruciale, en particulier pour reconnaître les premiers signes d'une réaction allergique et savoir comment intervenir, notamment avec l'utilisation d'un auto-injecteur d'épinéphrine.

Tant les allergies alimentaires que cutanées nécessitent une prise en charge attentive et individualisée. Les infirmières jouent un rôle crucial dans l'éducation, le suivi des patients et la mise en œuvre des plans d'action en cas de réaction allergique. Une collaboration étroite avec les allergologues et dermatologues garantit une prise en charge optimale et une amélioration de la qualité de vie des patients.

Les déficits immunitaires primaires et secondaires

Les déficits immunitaires représentent un ensemble hétérogène de maladies résultant d'une défaillance du système immunitaire, qui peut être due à des facteurs génétiques ou acquis. Ces déficits peuvent rendre les individus plus susceptibles aux infections, aux maladies auto-immunes ou même aux cancers.

- **Déficits immunitaires primaires (DIP):**
  - Définition :
    - Les DIP sont des troubles héréditaires ou congénitaux du système immunitaire. Ils sont généralement diagnostiqués dès l'enfance, mais certains peuvent ne se manifester qu'à l'âge adulte.
  - Types courants :
    - Agranulocytose congénitale : Déficit en neutrophiles.
    - **Déficit en IgA** : Manque d'immunoglobuline A.
    - **Syndrome de DiGeorge** : Absence congénitale du thymus.
    - Syndrome d'immunodéficience combinée sévère (SCID) : Absence de fonction T et B cellulaire.
  - Diagnostic :
    - Historique des infections, tests sanguins (dosage d'immunoglobulines, numération lymphocytaire), tests génétiques.
  - Traitement :
    - Prophylaxie antibiotique, immunoglobulines par voie intraveineuse ou sous-cutanée, greffe de moelle osseuse ou de cellules souches pour certains types.
- **Déficits immunitaires secondaires:**
  - Définition :
    - Ces déficits ne sont pas héréditaires, mais résultent d'une maladie ou d'une condition externe. Ils sont plus courants que les DIP.
  - Causes courantes :
    - Maladies (VIH, certains cancers, insuffisance rénale), malnutrition,

vieillissement, certaines médications (corticostéroïdes, immunosuppresseurs), traitements médicaux (chimiothérapie, radiothérapie).

- Diagnostic :
  - Évaluation clinique, tests sanguins, identification de la cause sous-jacente.
- Traitement :
  - Cibler la cause sous-jacente (par exemple, antirétroviraux pour le VIH), prophylaxie contre les infections, immunoglobulines, ajustement des médicaments causals.
- **Implications pour la pratique infirmière :**
  - Évaluation :
    - Les infirmières doivent être conscientes des signes et symptômes d'infections récurrentes ou atypiques.
  - Éducation :
    - Informer les patients et leurs familles sur la prévention des infections, les signes d'alerte, et l'importance d'un suivi médical régulier.
  - Gestion des traitements :
    - Administration d'immunoglobulines, soins post-greffe, gestion des effets secondaires des médications.
  - Support psychologique :
    - Les déficits immunitaires peuvent avoir un impact psychologique significatif, nécessitant un soutien adapté.

La compréhension des déficits immunitaires est essentielle pour les professionnels de santé. Les infirmières, en particulier, jouent un rôle clé dans la prise en charge, l'éducation, et le soutien des patients vivant avec ces déficits. La collaboration multidisciplinaire avec des immunologistes, hématologues et autres spécialistes est cruciale pour offrir des soins optimaux.

Les maladies auto-immunes

Dans le monde complexe de l'immunologie, les maladies auto-immunes occupent une place particulière. Elles résultent d'une attaque inappropriée du système immunitaire contre les tissus et organes normaux du corps, le reconnaissant comme étranger. Cette dysfonction du système immunitaire peut entraîner une inflammation chronique et des dommages tissulaires.

- Compréhension de l'auto-immunité :
  - Définition :
    - Les maladies auto-immunes se développent lorsque le corps produit des réponses immunitaires contre ses propres cellules, tissus ou organes.
  - Cause :
    - La cause exacte demeure inconnue, mais des facteurs génétiques, environnementaux et hormonaux semblent jouer un rôle.
- Maladies auto-immunes courantes :
  - Polyarthrite rhumatoïde :
    - Affecte les articulations avec douleur, raideur et éventuellement déformation.
  - Lupus érythémateux disséminé :
    - Peut affecter la peau, les articulations, les reins, le cœur, le système nerveux.
  - Sclérose en plaques :
    - Affecte le système nerveux central entraînant des troubles de la mobilité, de la vision et de la sensation.

- Diabète de type 1 :
  - Destruction des cellules bêta du pancréas, entraînant une absence d'insuline.
- Maladie de Hashimoto :
  - Attaque de la glande thyroïde, souvent causant une hypothyroïdie.
- Diagnostic :
  - Basé sur les symptômes cliniques, tests sanguins (recherche d'anticorps auto-immuns), et parfois biopsies.
- Traitement :
  - Varie selon la maladie, mais comprend généralement des immunosuppresseurs, des anti-inflammatoires, et d'autres traitements spécifiques à la maladie.
- Rôle de l'infirmière :
  - Évaluation :
    - Identifier les symptômes et les complications potentielles, évaluer la douleur et l'impact fonctionnel.
  - Éducation :
    - Informer le patient sur sa maladie, les médicaments, les effets secondaires, et les stratégies d'auto-soins.
  - Gestion des traitements :
    - Administration de médicaments, suivi des effets secondaires, soins des zones touchées.
  - Support psychosocial :
    - Vivre avec une maladie auto-immune peut être stressant et émotionnellement difficile. L'infirmière joue un rôle clé dans le soutien émotionnel et le counseling.
- Perspectives et défis :
  - Les maladies auto-immunes peuvent être imprévisibles avec des périodes de poussées et de rémission.

- Les traitements actuels visent à contrôler les symptômes et à réduire l'inflammation, mais ils peuvent avoir des effets secondaires.
- La recherche continue d'explorer les causes profondes et de développer de nouveaux traitements plus ciblés.

Les maladies auto-immunes sont un vaste et complexe domaine de la médecine qui nécessite une compréhension approfondie et une gestion soignée. L'infirmière, en collaboration avec une équipe multidisciplinaire, est au cœur de la prise en charge des patients, leur apportant les soins, le soutien et l'éducation nécessaires pour naviguer dans les défis de ces affections.

Chapitre 4:
TECHNIQUES DIAGNOSTIQUES EN ALLERGOLOGIE ET IMMUNOLOGIE

L'anamnèse et l'examen clinique

L'anamnèse et l'examen clinique sont les piliers fondamentaux de l'évaluation médicale. En Allergologie et Immunologie, ces étapes sont cruciales pour identifier les déclencheurs potentiels, comprendre la nature des réactions, et poser un diagnostic précis.

- **L'anamnèse :**
    - Définition :
        - L'anamnèse est l'art de recueillir les antécédents médicaux d'un patient, en portant une attention particulière à ses symptômes, ses antécédents familiaux, ses expositions et tout autre facteur pertinent.
    - Importance en Allergologie et Immunologie :
        - Identification des expositions potentielles : aliments, médicaments, environnement.
    - Chronologie des symptômes : Début, durée, sévérité, et facteurs déclenchants ou atténuants.
        - Antécédents personnels et familiaux : Maladies auto-immunes ou allergies dans la famille, vaccinations, infections fréquentes.
    - Médicaments et traitements : Usage d'antihistaminiques, corticoïdes, épisodes d'hospitalisation.

- **L'examen clinique :**
  - Inspection :
    - Observation de la peau (éruptions, urticaire, eczéma), des yeux (conjonctivite allergique), du nez (rhinite), de la bouche et de la gorge.
  - Palpation :
    - Vérification des ganglions lymphatiques, palpation abdominale (pour détecter d'éventuelles splénomégalies ou hépatomégalies).
  - Auscultation :
    - Écoute des poumons pour déceler des sifflements ou d'autres anomalies, auscultation cardiaque.
  - Tests spécifiques :
    - Tests cutanés pour détecter les allergies, tests de fonction pulmonaire, et autres tests pertinents en fonction des symptômes.
- Rôle de l'infirmière :
  - Préparation du patient :
    - Expliquer le processus, rassurer le patient, s'assurer que le patient est dans les meilleures conditions pour l'examen (par exemple, avoir évité les antihistaminiques avant un test cutané).
  - Assistance pendant l'examen :
    - Aider le médecin en préparant et en administrant les tests, observer la réaction du patient, assurer le confort.
  - Éducation :
    - Expliquer les résultats, instruire le patient sur la gestion des symptômes, les médicaments et les mesures préventives.

- Documentation :
  - Prendre des notes détaillées et précises sur les symptômes, les résultats des tests, et les recommandations.

- **Challenges et considérations spécifiques :**
  - La nature parfois évasive des allergies ou des désordres immunitaires peut nécessiter des visites répétées et une évaluation approfondie.
  - Les tests allergiques peuvent être inconfortables et nécessitent une surveillance étroite pour d'éventuelles réactions.
  - L'établissement d'une relation de confiance est essentiel pour obtenir des informations précises et complètes.

L'anamnèse et l'examen clinique sont des étapes essentielles pour poser un diagnostic en allergologie et immunologie. L'infirmière joue un rôle central dans ce processus, assurant la liaison entre le patient et le médecin, facilitant l'examen, et fournissant des soins et une éducation essentiels. Dans ce domaine, chaque détail compte, et une évaluation minutieuse peut faire toute la différence dans la prise en charge du patient.

Les tests cutanés

Dans le domaine de l'allergologie, les tests cutanés occupent une place prédominante pour identifier les allergènes responsables des symptômes d'un patient. Ces tests, bien que simples en apparence, nécessitent une expertise précise et une interprétation minutieuse.

- Principe des tests cutanés :
  - Introduction :
    - Les tests cutanés consistent à exposer la peau à de petites quantités d'allergènes potentiels pour observer si une réaction se produit.
  - Méthodologie :
    - Les allergènes sont généralement appliqués sur l'avant-bras ou le dos du patient à l'aide d'une petite lancette qui pique légèrement la peau.
    - Une réaction positive se manifeste généralement par une démangeaison, une rougeur, ou une élévation de la peau similaire à une piqûre de moustique.
- Types de tests cutanés :
  - Test de prick :
    - Gouttes contenant des allergènes sont déposées sur la peau, suivies d'une légère piqûre à travers la goutte.
  - Test intradermique :
    - Une petite quantité d'allergène est injectée juste sous la surface de la peau.
  - Patch tests (tests épicutanés) :
    - Les allergènes sont appliqués sous des patchs qui sont ensuite fixés sur la peau, généralement pour 24 à 48 heures.
- Rôle de l'infirmière :
  - Préparation du patient :
    - Informer le patient sur le déroulement du test, s'assurer que le patient a évité les médicaments pouvant interférer avec le test, comme les antihistaminiques.
  - Réalisation du test :
    - Appliquer les allergènes avec précaution et dans un ordre spécifique,

surveiller la réaction du patient pendant et après le test.

- Éducation et conseils :
  - Expliquer les résultats, conseiller sur la gestion des allergies identifiées, et donner des recommandations pour éviter les allergènes en question.
- Interprétation et limites :
  - Une réaction positive indique que le patient est probablement allergique à l'allergène testé.
  - Cependant, une réaction positive ne signifie pas toujours que cet allergène est la cause des symptômes du patient.
  - Parfois, il peut y avoir des réactions faussement positives ou faussement négatives.
  - Il est crucial de combiner les résultats des tests cutanés avec les antécédents médicaux et d'autres examens pour poser un diagnostic précis.
- Précautions et sécurité :
  - Les tests cutanés sont généralement sûrs, mais il existe un risque, bien que faible, de réaction allergique grave.
  - L'infirmière doit être formée à reconnaître et à traiter une éventuelle réaction anaphylactique.

Les tests cutanés sont un outil essentiel dans l'arsenal diagnostique de l'allergologue. L'infirmière, en tant que pivot central du processus, assure que le test est effectué correctement, que le patient est bien informé, et que la sécurité est maintenue à tout moment. Bien qu'il s'agisse d'une procédure courante, son importance dans le diagnostic précis des allergies ne peut être sous-estimée.

La spirométrie
et autres tests fonctionnels

La spirométrie, ainsi que d'autres tests fonctionnels respiratoires, est fondamentale dans le diagnostic et le suivi des affections pulmonaires, notamment celles associées à des allergies respiratoires ou des désordres immunitaires. Ces tests évaluent la capacité des poumons à inspirer et à expirer l'air et sont cruciaux pour déterminer la fonction pulmonaire d'un patient.

- La spirométrie :
  - Définition :
    - La spirométrie mesure la quantité (volume) et la vitesse (débit) de l'air qu'un individu peut inspirer et expirer.
  - Indications :
    - Évaluation de symptômes tels que la dyspnée, la toux chronique ou la respiration sifflante.
    - Surveillance de maladies telles que l'asthme, la bronchopneumopathie chronique obstructive (BPCO) ou d'autres maladies pulmonaires.
    - Évaluation de la réactivité bronchique.
  - Principaux paramètres mesurés :
    - Volume expiratoire maximal seconde (VEMS) : volume d'air expulsé durant la première seconde d'une expiration forcée.
    - Capacité vitale forcée (CVF) : volume total d'air expulsé lors d'une expiration forcée.
    - Le rapport VEMS/CVF, qui, s'il est réduit, peut indiquer une obstruction.

- Autres tests fonctionnels :
  - Test de provocation bronchique :
    - Évaluation de la réactivité des voies respiratoires à différents stimuli (comme la métacholine).
  - Mesure du débit expiratoire de pointe (DEP) :
    - Mesure de la vitesse maximale d'expiration. Utile pour surveiller l'asthme au quotidien.
  - Plethysmographie corporelle :
    - Mesure de la capacité pulmonaire totale et du volume résiduel.
- Rôle de l'infirmière :
  - Préparation du patient :
    - Expliquer le processus, s'assurer que le patient ait évité tout médicament pouvant interférer avec le test, et vérifier que le patient n'ait pas eu de crise d'asthme récente.
  - Réalisation du test :
    - Installer le patient, lui montrer comment utiliser l'appareil, le guider tout au long du test et veiller à la bonne exécution des manœuvres.
  - Interprétation et conseils :
    - Lire et enregistrer les résultats, discuter des résultats avec le médecin, éduquer le patient sur la signification des résultats et les étapes à suivre.
- Précautions et limites :
  - Les tests doivent être effectués selon des protocoles stricts pour garantir leur validité.
  - Les patients doivent être en état de réaliser les manœuvres correctement, ce qui peut être difficile pour certains groupes d'âge ou certaines conditions médicales.
  - Les tests peuvent provoquer des symptômes chez les patients atteints de maladies

respiratoires, d'où l'importance d'avoir des médicaments de secours à disposition.

La spirométrie et d'autres tests fonctionnels sont des outils essentiels pour évaluer la fonction pulmonaire. Le rôle de l'infirmière est crucial, non seulement dans la réalisation des tests mais aussi dans l'éducation et le soutien du patient. Bien réalisés, ces tests fournissent des informations précieuses qui guident le diagnostic, le traitement et le suivi des affections pulmonaires.

Les examens biologiques

Dans l'univers de l'allergologie et de l'immunologie, les examens biologiques jouent un rôle primordial. Ils permettent d'analyser et de comprendre les mécanismes immunologiques sous-jacents, de poser des diagnostics précis, de suivre l'évolution des pathologies et de guider le traitement. Les infirmières, au cœur de ces démarches, sont souvent les premières à entrer en contact avec le patient, à collecter les échantillons nécessaires et à éduquer le patient sur la signification de ces examens.

- Prélèvements sanguins :
  - Bilan allergique :
    - Dosage des IgE totales et spécifiques : pour détecter une sensibilisation à des allergènes précis.
  - Bilan immunologique :
    - Immunophénotypage : pour analyser les différentes sous-populations de cellules immunitaires.
    - Dosage des immunoglobulines (IgA, IgG, IgM, etc.) : pour évaluer la réponse immunitaire humorale.

- Autres analyses :
  - Formule sanguine complète, vitesse de sédimentation, dosage de protéine C-réactive (CRP) : pour évaluer l'inflammation ou d'autres réactions du système immunitaire.
- Tests urinaires :
  - Analyse de l'urine : permet de détecter des anomalies rénales, souvent associées à certaines maladies auto-immunes.
- Tests cutanés et biopsie :
  - Biopsie de peau : en cas de lésions cutanées, pour déterminer leur origine (allergique, auto-immune, autre).
- Autres prélèvements :
  - Ponction de moelle osseuse, prélèvement de liquide céphalo-rachidien, biopsies d'autres organes : selon les indications cliniques.
- Rôle de l'infirmière :
  - Prélèvement :
    - Réaliser des prises de sang, guider et rassurer le patient, s'assurer de la bonne conservation et transmission des échantillons au laboratoire.
  - Éducation :
    - Informer le patient sur la nature et le but de chaque examen, les résultats attendus, et le déroulement du prélèvement.
    - Conseiller le patient sur les éventuelles précautions à prendre avant le prélèvement (jeûne, médicaments à éviter, etc.).
  - Suivi :
    - Informer le patient de la réception des résultats, les orienter vers le médecin pour une interprétation et une discussion.

- Interprétation et limites :
    - Tous les résultats doivent être interprétés en conjonction avec les symptômes cliniques, les antécédents médicaux et d'autres investigations.
    - Les résultats anormaux ne signifient pas nécessairement une maladie ; ils nécessitent souvent des analyses complémentaires.
    - Les résultats peuvent être influencés par de nombreux facteurs, notamment des médicaments, l'âge, ou d'autres affections médicales.

Les examens biologiques sont des outils essentiels en allergologie et immunologie. Leur diversité et leur spécificité offrent une fenêtre unique sur les mécanismes internes du corps. L'infirmière, en tant que maillon essentiel entre le patient et le laboratoire, joue un rôle pivot dans la réalisation, l'éducation, et le suivi de ces examens, garantissant ainsi la meilleure prise en charge possible du patient.

Chapitre 5:
LE QUOTIDIEN DE L'INFIRMIÈRE EN ALLERGOLOGIE ET IMMUNOLOGIE

La préparation des patients pour les tests

La préparation adéquate des patients pour les tests en allergologie et immunologie est cruciale pour garantir la précision et la fiabilité des résultats. L'infirmière est souvent la première personne de contact pour le patient et joue un rôle vital pour s'assurer que le patient comprend l'importance de la préparation, ainsi que les étapes spécifiques à suivre.

- Information et éducation du patient :
    - Compréhension du test :
    - Expliquer au patient la nature du test, son but, et ce qu'il peut révéler.
    - Réponse aux préoccupations :
    - Répondre aux questions, dissiper les craintes et offrir des conseils pratiques.
    - Instructions spécifiques :
    - Fournir des directives claires sur ce que le patient doit faire ou éviter avant le test.
- Préparation pour les prélèvements sanguins :
    - **Jeûne** : Certains tests nécessitent un jeûne de 8 à 12 heures.
    - **Médicaments** : Informer le patient des médicaments qui peuvent interférer avec les résultats et discuter de la possibilité de les interrompre temporairement.
    - **État émotionnel et physique** : Le stress ou l'effort intense peuvent affecter certains

résultats. Conseiller le patient de se détendre et d'éviter un effort physique intense avant le test.

- Préparation pour les tests cutanés :
  - **Médicaments antihistaminiques** : Ces médicaments peuvent fausser les résultats et doivent souvent être arrêtés plusieurs jours avant le test.
  - **Crèmes et lotions** : Éviter l'application de produits topiques sur la zone de test.
  - **État de la peau** : La peau doit être en bon état, sans éruptions ou lésions actives.
- Préparation pour la spirométrie :
  - **Bronchodilatateurs** : Ils peuvent être interrompus avant le test, selon l'avis médical.
  - **Fumer** : Éviter de fumer au moins 6 heures avant le test.
  - **Effort physique** : Éviter les exercices intenses avant le test.
  - **Repas copieux** : Éviter de manger un gros repas avant le test pour ne pas restreindre la capacité pulmonaire.
- Préparation pour d'autres tests fonctionnels :
  - Fournir des directives spécifiques liées à chaque test, qu'il s'agisse de restrictions alimentaires, de médicaments à éviter, ou de préparations physiques particulières.
- Rappels et suivi :
  - **Rappels** : Envoyer des rappels par téléphone, SMS ou e-mail pour s'assurer que le patient se souvient de la date du test et des directives de préparation.
  - **Jour du test** : Avant le début du test, revoir brièvement avec le patient les directives et s'assurer qu'elles ont été suivies correctement.

- **Après le test** : Informer le patient sur la suite des événements, comme la date à laquelle ils peuvent s'attendre à recevoir les résultats.

La préparation du patient est une étape essentielle pour garantir des résultats de tests fiables et précis en allergologie et immunologie. L'infirmière, grâce à son approche centrée sur le patient et ses compétences en éducation et communication, est idéalement placée pour guider le patient à travers ce processus.

L'administration des traitements spécifiques

L'une des missions fondamentales de l'infirmière en allergologie et immunologie est l'administration des traitements spécifiques. Ces traitements, souvent complexes, requièrent une expertise particulière, une vigilance constante et une excellente communication avec le patient pour assurer leur sécurité et leur efficacité.

- Compréhension des traitements :
  - **Nature des médicaments** : Connaissance approfondie des médicaments administrés, de leurs mécanismes d'action, de leurs bénéfices et de leurs éventuels effets secondaires.
  - **Protocoles spécifiques** : Familiarité avec les protocoles d'administration, qu'il s'agisse de posologies, de voies d'administration ou de fréquences.
- Traitements immunomodulateurs :
  - Immunothérapie allergénique (désensibilisation) :
    - Préparation et administration des doses.

- Surveillance du patient pendant et après l'injection pour déceler d'éventuelles réactions.
- Éducation du patient sur la durée du traitement et l'importance de l'adhésion thérapeutique.
  - Biothérapies :
    - Administration de médicaments biologiques, tels que les anticorps monoclonaux.
    - Suivi des effets secondaires potentiels et éducation du patient sur les signes à surveiller.
- Traitements pour les maladies auto-immunes :
  - Immunosuppresseurs :
    - Administration de médicaments qui réduisent l'activité du système immunitaire.
    - Éducation sur la gestion des effets secondaires et sur l'importance de suivre les recommandations médicales.
  - Corticothérapie :
    - Administration de corticostéroïdes, avec une attention particulière à la posologie et à la durée du traitement.
    - Sensibilisation du patient aux effets secondaires et à la nécessité de ne pas interrompre brusquement le traitement.
- Administration intraveineuse :
  - Immunoglobulines intraveineuses (IgIV) :
  - Préparation et administration en respectant les protocoles établis.
  - Surveillance des réactions potentielles pendant l'infusion.

- Éducation et suivi :
  - Instructions claires :
    - Fournir au patient des directives claires sur la prise de médicaments, la surveillance des effets secondaires et la gestion des éventuelles réactions.
  - Adhésion au traitement :
    - Promouvoir l'importance de suivre le traitement comme prescrit et discuter des obstacles potentiels à l'adhésion.
    - Proposer des stratégies pour aider le patient à intégrer le traitement dans sa routine quotidienne.
- Communication avec l'équipe médicale :
  - Collaborer étroitement avec les médecins, les pharmaciens et d'autres professionnels de santé pour s'assurer que le patient reçoit le traitement optimal et que toute préoccupation ou complication est rapidement adressée.

L'administration des traitements spécifiques en allergologie et immunologie est un domaine où l'infirmière joue un rôle crucial. Elle est à la fois praticienne, éducatrice et défenseure du patient, garantissant que chaque individu reçoit les soins les plus sûrs et les plus efficaces possible.

L'éducation thérapeutique du patient

L'éducation thérapeutique est au cœur de la prise en charge en allergologie et immunologie. Elle vise à rendre le patient acteur de sa santé, à lui fournir les outils nécessaires pour comprendre sa maladie et son traitement, et à l'accompagner dans la gestion quotidienne de sa condition. L'infirmière, grâce à sa proximité avec le patient et ses compétences en communication, est souvent en première ligne pour assurer cette mission.

- Comprendre l'importance de l'éducation thérapeutique :
    - **Autonomie du patient** : L'objectif est de permettre au patient de prendre des décisions éclairées concernant sa santé.
    - **Meilleure adhésion au traitement** : Un patient bien informé est généralement plus enclin à suivre son traitement correctement.
- Évaluation des besoins éducatifs :
    - **Évaluation initiale** : Identifier les connaissances préexistantes du patient, ses croyances, ses attitudes vis-à-vis de la maladie et du traitement.
    - **Définition des objectifs** : Établir des objectifs d'apprentissage adaptés à chaque patient.
- Outils et méthodes pédagogiques :
    - **Supports écrits** : Brochures, fiches d'information, journaux de suivi.
    - **Ateliers et sessions interactives** : Groupes de parole, ateliers pratiques, démonstrations.
    - **Technologies digitales** : Applications, vidéos éducatives, plateformes en ligne.
- Enseignement sur la maladie :
    - **Comprendre la maladie** : Explications sur les mécanismes sous-jacents, les symptômes, et le pronostic.
    - **Reconnaissance des signes et symptômes** : Apprendre au patient à identifier les signes d'une exacerbation ou d'une réaction allergique.
- Gestion des traitements :
    - **Connaissance des médicaments** : Explication sur les différents traitements, leurs modes d'action, leurs bénéfices, et leurs potentiels effets secondaires.

- **Administration des traitements** : Démonstration et entraînement à l'administration correcte des médicaments (par exemple, l'utilisation d'un inhalateur).
- Adoption de comportements favorables :
  - **Éviction des allergènes** : Conseils sur la manière d'éviter les allergènes spécifiques au patient.
  - **Habitudes de vie saines** : Encouragement à adopter un mode de vie sain pour améliorer l'état de santé général et renforcer le système immunitaire.
- Gestion des situations d'urgence :
  - **Plan d'action personnalisé** : Élaboration d'un plan pour gérer les crises allergiques ou les exacerbations, incluant l'utilisation d'un auto-injecteur d'épinéphrine.
  - **Reconnaissance des signes d'urgence** : Éduquer le patient à reconnaître quand il doit chercher de l'aide médicale immédiate.
- Évaluation et suivi :
  - **Réévaluation régulière** : Vérifier régulièrement les connaissances du patient, ajuster les objectifs éducatifs si nécessaire.
  - **Retour d'expérience** : Encourager le patient à partager ses expériences, ses défis et ses réussites.

L'éducation thérapeutique est un processus continu et collaboratif. L'infirmière en allergologie et immunologie joue un rôle essentiel pour assurer que le patient est informé, soutenu et confiant dans la gestion de sa maladie, améliorant ainsi à la fois la qualité de vie du patient et les résultats thérapeutiques.

Les situations d'urgence: Anaphylaxie et autres

La prise en charge des urgences est une facette cruciale du rôle de l'infirmière en allergologie et immunologie. Ces situations requièrent une intervention rapide, efficace et adaptée pour assurer la sécurité du patient. L'anaphylaxie, notamment, représente une urgence médicale majeure que tout professionnel de santé doit être capable de reconnaître et de traiter sans délai.

- Reconnaissance des situations d'urgence :
    - **Symptômes de l'anaphylaxie** : Difficultés respiratoires, gonflement du visage ou de la gorge, éruption cutanée, chute de la tension artérielle, troubles de la conscience.
    - **Autres urgences allergiques** : Asthme sévère, urticaire géant, angio-œdème sans anaphylaxie.
- Intervention en cas d'anaphylaxie :
    - **Évaluation rapide** : Évaluer rapidement l'état du patient pour déterminer la gravité de la réaction.
    - **Appel aux services d'urgence** : Dans les cas sévères, contacter immédiatement les services d'urgence.
    - **Administration d'épinéphrine** : Utiliser un auto-injecteur d'épinéphrine selon les recommandations et la prescription médicale.
    - **Position du patient** : Si le patient est conscient, le mettre en position semi-assise ; s'il est inconscient, le mettre en position latérale de sécurité.
    - **Surveillance continue** : Surveiller étroitement le patient en attendant l'arrivée des secours, notamment sa respiration, son pouls et sa tension artérielle.

- Autres interventions d'urgence :
  - **Asthme sévère** : Administration de bronchodilatateurs, oxygénation si nécessaire, évaluation continue des voies respiratoires.
  - **Angio-œdème** : Surveillance de la fonction respiratoire, administration d'antihistaminiques ou de corticoïdes selon la prescription médicale.
- Préparation et prévention :
  - **Formation régulière** : Assurer une formation continue pour être à jour sur les protocoles d'urgence et les meilleures pratiques.
  - **Équipements à disposition** : Avoir toujours à portée de main un auto-injecteur d'épinéphrine, de l'oxygène, des bronchodilatateurs et un kit d'urgence complet.
  - **Éducation du patient** : Enseigner au patient et à sa famille à reconnaître les signes d'une réaction allergique grave et à savoir comment intervenir.
- Après l'urgence :
  - **Évaluation** : Une fois la situation stabilisée, évaluer les causes de la réaction et discuter des mesures préventives.
  - **Suivi médical** : Orienter le patient vers un spécialiste pour un suivi approfondi et la mise en place d'un plan d'action personnalisé.
  - **Débriefing** : Analyser la situation avec l'équipe médicale pour identifier les points forts et les éventuelles améliorations à apporter en termes d'intervention.

Face à une situation d'urgence en allergologie et immunologie, l'infirmière doit faire preuve d'une grande réactivité, de compétences techniques, mais aussi d'un soutien psychologique au patient et à ses proches. Une préparation adéquate et une formation régulière sont essentielles pour garantir une prise en charge optimale dans ces moments critiques.

Chapitre 6:
LA PRÉVENTION
EN ALLERGOLOGIE ET IMMUNOLOGIE

L'importance de la prévention en matière d'allergies

Les allergies sont devenues une préoccupation majeure de santé publique dans de nombreux pays, en raison de leur incidence croissante et de leurs impacts potentiels sur la qualité de vie. Ainsi, la prévention prend une place centrale dans la stratégie de gestion de cette problématique. C'est un volet essentiel que tout professionnel de santé, en particulier l'infirmière en allergologie, doit intégrer dans sa pratique.

- Comprendre l'épidémiologie des allergies :
    - **Prévalence croissante** : Evolution des cas d'allergies à travers le temps et les différentes populations.
    - **Facteurs de risque** : Génétique, environnement, mode de vie, et autres déterminants.
- Prévention primaire : éviter la sensibilisation :
    - **Facteurs environnementaux** : Importance de la qualité de l'air, de l'exposition aux allergènes (pollens, acariens, moisissures, animaux...).
    - **Nutrition** : Le rôle de l'allaitement, l'introduction des allergènes alimentaires chez le nourrisson, régime alimentaire.
    - **Hygiène de vie** : Équilibre entre une hygiène nécessaire et une surprotection qui pourrait être contre-productive.

- Prévention secondaire : limiter l'évolution de la maladie :
  - **Dépistage précoce** : L'importance de la détection rapide pour une meilleure gestion et éviter les complications.
  - **Éviction des allergènes** : Stratégies d'éviction, aménagement du domicile, choix des matériaux, conseils pour limiter l'exposition.
  - **Traitement préventif** : L'utilisation de médicaments ou de vaccins pour prévenir les symptômes ou les exacerbations.
- Prévention tertiaire : éviter les complications :
  - **Éducation thérapeutique** : Former le patient à gérer sa maladie, reconnaître les signes d'exacerbation et agir en conséquence.
  - **Suivi régulier** : Assurer un suivi médical régulier pour adapter le traitement et prévenir les complications.
  - **Gestion des comorbidités** : Prise en charge des autres affections associées à l'allergie (asthme, dermatite atopique, etc.).
- Promotion de la santé et sensibilisation :
  - **Campagnes de sensibilisation** : Informer le grand public sur les allergies, leurs conséquences et les moyens de prévention.
  - **Formation continue** : Assurer que les professionnels de santé restent informés des dernières avancées en matière de prévention allergique.
- Collaboration interdisciplinaire :
  - **Travail en réseau** : Promouvoir une approche collaborative avec d'autres professionnels (médecins généralistes, pneumologues, dermatologues, nutritionnistes...).

- **Échange de bonnes pratiques** : Favoriser le partage d'expériences et de stratégies préventives entre professionnels.

La prévention est la clé pour réduire l'impact des allergies sur les individus et sur la société dans son ensemble. En tant que professionnels de santé de première ligne, les infirmières en allergologie ont un rôle pivot dans la mise en œuvre de stratégies préventives, à la fois au niveau individuel auprès de leurs patients et au niveau collectif par leur participation à des actions de sensibilisation et d'éducation.

Vaccinations:
rôle, protocoles et précautions
pour les patients immunodéprimés

La vaccination est l'une des interventions de santé publique les plus efficaces, permettant de prévenir un grand nombre de maladies infectieuses. Pourtant, la vaccination des patients immunodéprimés pose de nombreux défis, car leur système immunitaire affaibli peut ne pas répondre aussi efficacement au vaccin ou être plus à risque de complications. L'infirmière joue un rôle clé dans la prise en charge, l'administration et l'éducation autour de la vaccination de ces patients.

- Comprendre l'immunodépression :
  - **Définition et causes** : Nature de l'immunodépression, qu'elle soit due à une maladie, à un traitement ou à d'autres facteurs.
  - **Conséquences pour la vaccination** : Comprendre pourquoi les réponses vaccinales peuvent être altérées chez ces patients.

- Rôle de la vaccination chez les immunodéprimés :
  - **Protection renforcée** : Malgré des réponses potentiellement atténuées, la vaccination offre souvent une protection cruciale contre les infections pour ces patients vulnérables.
  - **Herd immunity** : Protéger ces patients indirectement en vaccinant l'entourage et la communauté.
- Types de vaccins et leurs indications :
  - **Vaccins vivants atténués** : Généralement évités chez les immunodéprimés en raison du risque potentiel d'infection.
  - **Vaccins inactivés ou sous-unitaires** : Plus sûrs pour les immunodéprimés et généralement recommandés, bien que la réponse immunitaire puisse être réduite.
- Protocoles de vaccination :
  - **Évaluation initiale** : Évaluer le statut vaccinal, le type et le degré d'immunodépression, et les risques d'exposition à des agents infectieux.
  - **Planification** : Établir un calendrier de vaccination adapté, en tenant compte des recommandations pour les patients immunodéprimés.
  - **Suivi** : Vérifier l'efficacité de la vaccination par des tests sérologiques si nécessaire, et envisager des doses de rappel.
- Précautions particulières :
  - **Éviter les vaccins vivants** : Sauf exceptions ou situations particulières.
  - **Surveillance post-vaccination** : Surveiller de près les patients pour détecter toute réaction adverse ou signe d'infection.
  - **Communication** : Informer le patient des bénéfices et des risques, et expliquer

l'importance de signaler tout symptôme inhabituel après la vaccination.
- Education et sensibilisation :
    - **Informations** : Fournir des informations claires sur les vaccins, leur importance, leurs effets secondaires potentiels, et les précautions à prendre.
    - **Engagement du patient** : Encourager le patient à s'impliquer activement dans sa santé, à poser des questions et à respecter le calendrier vaccinal.
    - **Soutien** : Offrir un soutien émotionnel, surtout lorsque le patient est inquiet ou hésitant à propos de la vaccination.

Les patients immunodéprimés présentent des défis uniques en matière de vaccination. Leur prise en charge nécessite une compréhension approfondie des principes immunologiques, une communication efficace et une attention particulière aux détails. L'infirmière, en étroite collaboration avec le médecin traitant, est un pilier essentiel pour garantir que ces patients reçoivent les vaccins appropriés de manière sûre et efficace.

Conseils
pour éviter les expositions allergéniques

Les allergènes, omniprésents dans notre environnement, peuvent déclencher une variété de réactions chez les personnes sensibles. Il est essentiel pour les personnes allergiques de comprendre comment minimiser l'exposition à ces substances pour réduire le risque de symptômes et d'exacerbations. Voici des conseils pratiques, sectorisés selon différents environnements et situations, que l'infirmière en allergologie peut transmettre à ses patients.

- À la maison :
  - **Acariens** : Utilisez des housses anti-acariens pour les matelas, oreillers et couettes. Lavez régulièrement la literie à haute température. Maintenez une humidité basse avec des déshumidificateurs si nécessaire.
  - **Animaux domestiques** : Si vous êtes allergique, évitez d'adopter des animaux à poils ou à plumes. Si vous en avez déjà, bannissez-les des chambres et lavez-les régulièrement. Pensez à aspirer fréquemment.
  - **Pollens** : Gardez les fenêtres fermées pendant les pics polliniques, utilisez la climatisation en mode "recirculation". Rincez-vous les cheveux le soir pour enlever les pollens.
  - **Moisissures** : Assurez une bonne ventilation, réparez les fuites rapidement et utilisez des déshumidificateurs dans les zones humides.
- À l'extérieur :
  - **Pollens** : Évitez les activités en plein air pendant les pics de pollinisation, portez des lunettes de soleil pour protéger les yeux, et consultez régulièrement les prévisions polliniques.
  - **Piqûres d'insectes** : Portez des vêtements couvrants, évitez les parfums et utilisez des répulsifs si vous êtes en zone à risque.
- Au travail :
  - **Allergènes courants** : Informez votre employeur de vos allergies. Si possible, adaptez votre environnement (par exemple, éloignez-vous des imprimantes laser si vous êtes allergique aux particules qu'elles émettent).
  - **Protection individuelle** : Utilisez des masques, gants ou autres équipements de

protection si vous êtes exposé à des allergènes spécifiques dans le cadre de votre travail.

- Alimentation :
  - **Étiquetage** : Lisez toujours les étiquettes des produits alimentaires pour identifier la présence d'allergènes.
  - **Restaurants** : Informez toujours le personnel de vos allergies. Privilégiez les endroits habitués à gérer les allergies alimentaires.
- Voyages :
  - **Préparation** : Emportez vos médicaments antiallergiques, informez-vous sur les allergènes courants à destination, et envisagez de porter un bracelet d'alerte médicale.
  - **Hébergement** : Choisissez, si possible, des hôtels ou logements qui proposent des chambres hypoallergéniques.
- Éducation et sensibilisation :
  - **Apprendre à reconnaître** : Familiarisez-vous avec les allergènes courants et leurs sources. Cela vous aidera à les éviter plus efficacement.
  - **Plan d'action** : Élaborez, avec votre médecin ou infirmière, un plan d'action pour les allergies détaillant les étapes à suivre en cas d'exposition ou de réaction.

La prévention des expositions allergéniques repose autant sur la modification de l'environnement que sur l'éducation du patient. Un patient informé et proactif pourra largement diminuer son risque d'exposition et, par conséquent, améliorer sa qualité de vie.

Les programmes de sensibilisation pour le grand public

Afin de prévenir les maladies allergiques, améliorer leur prise en charge et diminuer les complications qui y sont associées, la sensibilisation du grand public est cruciale. En effet, plus les gens sont informés, plus ils peuvent prendre des mesures pour éviter les allergènes, reconnaître les symptômes d'une réaction allergique et savoir comment intervenir en cas d'urgence. Voici une présentation détaillée des programmes de sensibilisation pour le grand public, leur importance et leurs composants clés.

- Objectifs des programmes de sensibilisation :
  - **Éduquer** : Fournir au public des informations précises et actualisées sur les allergies, leurs causes, symptômes et traitements.
  - **Prévenir** : Réduire l'incidence des nouvelles allergies et minimiser les complications des allergies existantes.
  - **Soutenir** : Offrir un soutien aux personnes atteintes d'allergies et à leurs familles.
  - **Promouvoir** : Encourager les bonnes pratiques dans la prise en charge des allergies, que ce soit à la maison, à l'école, au travail ou dans d'autres contextes.
- Types de programmes :
  - **Ateliers éducatifs** : Organisés dans les écoles, centres communautaires et autres espaces publics pour enseigner aux individus comment reconnaître et gérer les allergies.
  - **Campagnes médiatiques** : Utilisation de la télévision, radio, presse écrite, et médias sociaux pour diffuser des messages clés sur les allergies.

- **Journées de sensibilisation** : Des événements annuels ou ponctuels, comme la Journée mondiale de l'allergie, pour mettre l'accent sur certains aspects des allergies.
- **Programmes scolaires** : Intégration de l'éducation aux allergies dans le curriculum scolaire, enseignant aux enfants les bases des allergies.
- Composants clés :
  - **Matériel éducatif** : Brochures, vidéos, affiches et sites web fournissant des informations fiables sur les allergies.
  - **Formations** : Pour les enseignants, employeurs et autres professionnels pour les aider à comprendre et à gérer les allergies dans leur contexte.
  - **Témoignages** : Récits personnels de personnes vivant avec des allergies pour humaniser le problème et encourager l'empathie.
  - **Programmes de mentorat** : Mettre en relation des personnes récemment diagnostiquées avec des personnes vivant avec des allergies depuis longtemps pour offrir soutien et conseils.
- Évaluation et amélioration :
  - **Suivi et évaluation** : Recueillir des données sur l'efficacité des programmes pour s'assurer qu'ils atteignent leurs objectifs.
  - **Mises à jour** : Réviser régulièrement le contenu des programmes pour s'assurer qu'il est à jour avec les dernières recherches et recommandations.
  - **Feedback** : Recueillir des commentaires du public et des participants pour améliorer continuellement les programmes.

- Collaboration :
  - **Partenariats** : Travailler avec d'autres organisations, professionnels de santé, éducateurs et décideurs pour élargir la portée et l'impact des programmes.
  - **Réseautage** : Créer et entretenir des réseaux avec d'autres organisations de sensibilisation pour partager des ressources, des idées et des meilleures pratiques.

Les programmes de sensibilisation sur les allergies sont essentiels pour informer le grand public, prévenir les complications et soutenir ceux qui sont touchés. En combinant éducation, prévention et soutien, ces programmes peuvent jouer un rôle majeur dans l'amélioration de la santé publique et la qualité de vie des personnes allergiques.

Chapitre 7:
LES PROCÉDURES THÉRAPEUTIQUES

L'immunothérapie allergénique

L'immunothérapie allergénique, souvent appelée "désensibilisation", est une approche thérapeutique visant à modifier la réponse immunitaire du corps à un allergène spécifique, en réduisant progressivement sa sensibilité. C'est l'une des rares interventions qui s'attaque non seulement aux symptômes des allergies, mais aussi à la cause sous-jacente. Voici une exploration détaillée de cette approche, ses mécanismes, ses indications, et son application dans la pratique médicale.

- **Principe de base** :
  L'objectif de l'immunothérapie est d'habituer progressivement le système immunitaire à un allergène spécifique, en lui administrant régulièrement des doses croissantes de cet allergène, jusqu'à atteindre une dose d'entretien. Cela conduit à une diminution des symptômes allergiques lors d'expositions ultérieures à l'allergène.
- Mécanismes d'action :
  - **Modification de la réponse immunitaire** : L'immunothérapie favorise la production d'immunoglobuline G (IgG) spécifique, qui se lie à l'allergène avant que celui-ci ne puisse déclencher une réaction allergique.
  - **Diminution de la production d'histamine** : En réduisant la sensibilité aux allergènes, le corps libère moins d'histamine, une molécule impliquée dans de nombreux symptômes allergiques.

- **Régulation des cellules T** : L'immunothérapie modifie la réponse des cellules T, réduisant ainsi l'inflammation allergique.
- **Indications** :
L'immunothérapie est surtout recommandée pour :
  - Les allergies aux pollens.
  - Les allergies aux acariens.
  - Les allergies aux venins d'insectes.
  - Certaines formes d'asthme allergique.
- Elle n'est généralement pas utilisée pour les allergies alimentaires, sauf dans certains cas spécifiques.
- Méthodes d'administration :
  - **Sous-cutanée (SCIT)** : L'allergène est injecté sous la peau, généralement dans le bras. C'est la méthode la plus courante et la plus ancienne.
  - **Sublinguale (SLIT)** : L'allergène est administré sous forme de gouttes ou de comprimés placés sous la langue. Cette méthode est de plus en plus populaire en raison de son confort d'administration à domicile.
- **Durée et fréquence** :
Le traitement commence généralement par une phase d'escalade, où la dose est augmentée régulièrement. Une fois la dose d'entretien atteinte, elle est administrée régulièrement, souvent pendant 3 à 5 ans.
- **Efficacité et bénéfices** :
L'immunothérapie peut réduire significativement les symptômes allergiques, diminuer le besoin de médicaments et améliorer la qualité de vie. Pour certains patients, les bénéfices peuvent persister même après la fin du traitement.
- **Effets secondaires** :
Si des réactions locales, comme des rougeurs ou des

gonflements au site d'injection, sont courantes, des réactions systémiques plus graves peuvent survenir, bien qu'elles soient rares. La surveillance après administration, surtout lors des premières doses, est essentielle.

- **Contre-indications et précautions** :
L'immunothérapie n'est pas recommandée pour les personnes souffrant de certaines maladies cardiaques, de certains troubles immunitaires, ou pour les femmes enceintes, sauf avis médical contraire.

L'immunothérapie allergénique est une approche puissante et transformative pour de nombreux patients allergiques. Toutefois, une évaluation minutieuse par un allergologue est essentielle pour déterminer l'adéquation du traitement, ainsi que pour assurer son administration en toute sécurité.

Les traitements biologiques en immunologie

Les avancées récentes en biotechnologie ont ouvert la voie à une nouvelle génération de traitements médicaux : les traitements biologiques. En immunologie, ces traitements ont un impact considérable, offrant des alternatives thérapeutiques prometteuses pour des maladies auparavant difficiles à traiter. Les traitements biologiques se distinguent par leur origine (souvent dérivée de cellules vivantes) et leur mécanisme d'action ciblé. Découvrons ensemble cette révolution en immunologie.

- **Définition des traitements biologiques** :
Contrairement aux médicaments traditionnels qui sont chimiquement synthétisés, les traitements biologiques sont produits à partir de cellules vivantes. Ces médicaments ciblent spécifiquement certaines

parties du système immunitaire, modulant sa réponse.

- Mécanismes d'action :
    - **Anticorps monoclonaux** : Ces molécules imitent les anticorps naturels produits par le système immunitaire, mais sont conçues pour cibler spécifiquement certaines cellules ou protéines.
    - **Inhibiteurs** : Ces traitements bloquent des protéines spécifiques qui jouent un rôle dans l'inflammation ou la réponse immunitaire.
    - **Modificateurs de la réponse immunitaire** : Ces agents ajustent l'activité du système immunitaire, soit en le stimulant, soit en le réduisant.
- Applications en immunologie :
    - **Maladies auto-immunes** : Comme la polyarthrite rhumatoïde, le psoriasis ou la spondylarthrite ankylosante. Les traitements biologiques peuvent cibler des cytokines spécifiques ou des cellules immunitaires pour réduire l'inflammation et la progression de la maladie.
    - **Immunodéficience** : Certains traitements biologiques peuvent être utilisés pour stimuler ou renforcer le système immunitaire.
    - **Maladies allergiques** : Les biologiques peuvent cibler des cytokines ou d'autres molécules impliquées dans les réponses allergiques.
- Avantages :
    - **Précision** : Les traitements biologiques sont conçus pour cibler spécifiquement des composants précis du système immunitaire, ce qui peut réduire les effets secondaires.

- **Efficacité** : Pour de nombreux patients, les biologiques offrent un soulagement lorsque d'autres traitements ont échoué.
- **Nouveaux espoirs** : Ces traitements ouvrent la porte à des thérapies pour des maladies autrefois considérées comme intraitables.
- **Précautions et effets secondaires** :
Bien que les biologiques offrent de nombreux avantages, ils peuvent aussi présenter des risques. Les effets secondaires peuvent inclure des infections, des réactions au site d'injection et, dans de rares cas, des maladies graves comme la tuberculose ou le cancer. Une surveillance régulière est essentielle.
- **L'avenir des traitements biologiques** :
Avec la recherche continue et le développement de nouvelles technologies, l'avenir des traitements biologiques en immunologie est prometteur. De nouveaux médicaments et de nouvelles applications sont constamment à l'étude, offrant l'espoir d'une meilleure qualité de vie pour de nombreux patients.

Les traitements biologiques représentent une avancée majeure en immunologie, transformant le paysage thérapeutique et offrant de nouvelles options pour les patients. Comme avec toute intervention médicale, une évaluation soignée des bénéfices et des risques est essentielle, garantissant ainsi une utilisation sécurisée et efficace de ces outils puissants.

La prise en charge
des effets secondaires des traitements

Lorsqu'il s'agit de traiter des affections en allergologie et immunologie, l'objectif principal est de soulager les symptômes du patient et d'améliorer sa qualité de vie. Toutefois, comme avec la plupart des traitements médicaux, ceux-ci peuvent entraîner des effets secondaires. La prise en charge efficace de ces effets est essentielle pour assurer le bien-être du patient tout au long de son parcours de soins.

- Reconnaissance et documentation :
  - **Surveillance régulière** : Les infirmières doivent régulièrement évaluer les patients pour détecter tout nouveau symptôme ou changement de santé qui pourrait être lié au traitement.
  - **Journal des symptômes** : Encourager les patients à tenir un journal détaillé de leurs symptômes peut aider à identifier les effets secondaires et à ajuster le traitement en conséquence.
- Education du patient :
  - **Information sur les effets secondaires potentiels** : Avant de commencer un traitement, il est essentiel d'informer le patient des effets secondaires possibles et de ce à quoi s'attendre.
  - **Auto-surveillance** : Apprendre aux patients à reconnaître les signes et symptômes des effets secondaires courants et à savoir quand consulter un professionnel de santé.
- Gestion symptomatique :
  - **Traitements complémentaires** : Dans certains cas, des médicaments supplémentaires peuvent être prescrits pour gérer spécifiquement les effets secondaires, comme des antiémétiques pour les nausées.
  - **Thérapies non médicamenteuses** : Des approches comme la physiothérapie, la relaxation ou la diététique peuvent aider à gérer certains effets secondaires.
- Réajustement du traitement :

- **Modification des dosages** : Si les effets secondaires sont modérés, il peut être possible de réduire la dose du médicament tout en maintenant son efficacité.
- **Changement de traitement** : Dans des situations où les effets secondaires sont graves ou intolérables, il peut être nécessaire d'envisager d'autres options thérapeutiques.
- Support psychologique :
  - **Gestion de l'anxiété et du stress** : La crainte des effets secondaires peut être une source d'anxiété pour de nombreux patients. Proposer une écoute, un soutien et des ressources, comme des groupes de soutien, peut être bénéfique.
  - **Aide à la prise de décision** : Les infirmières peuvent jouer un rôle essentiel dans la discussion avec le patient des avantages et des inconvénients de chaque traitement, en aidant à prendre des décisions éclairées.
- Communication avec l'équipe soignante :
  - **Rapports réguliers** : Les infirmières doivent régulièrement informer l'équipe soignante de l'état du patient et des effets secondaires observés.
  - **Collaboration multidisciplinaire** : Travailler en étroite collaboration avec d'autres professionnels de santé (médecins, pharmaciens, nutritionnistes) permet une prise en charge holistique des effets secondaires.

Bien que les effets secondaires des traitements en allergologie et immunologie puissent parfois être inévitables, une prise en charge adéquate peut grandement améliorer le bien-être du patient. Les infirmières jouent un rôle crucial dans cette prise en charge, en étant à la fois des éducateurs, des défenseurs et des soignants pour leurs patients.

Les avancées récentes en matière de traitement

L'allergologie et l'immunologie sont des domaines médicaux dynamiques, constamment enrichis par de nouvelles découvertes scientifiques et des avancées technologiques. Ces progrès révolutionnent la façon dont nous approchons, diagnostiquons et traitons les allergies et les troubles immunitaires. Plongeons dans certaines des avancées récentes les plus marquantes de ce domaine.

- **Thérapies ciblées** :
  Grâce à une meilleure compréhension des mécanismes moléculaires sous-jacents des maladies allergiques et immunitaires, des thérapies ciblées ont été développées. Ces traitements sont conçus pour intervenir sur des voies spécifiques impliquées dans la maladie, minimisant ainsi les effets secondaires.
  - **Anticorps monoclonaux** : Utilisés pour cibler spécifiquement des cytokines ou d'autres molécules clés dans la réponse allergique ou inflammatoire.
  - **Petites molécules** : Ces composés peuvent inhiber des voies enzymatiques spécifiques impliquées dans les processus immunitaires.
- **Immunothérapie personnalisée** :
  Les progrès en génomique et en biologie moléculaire permettent d'adapter l'immunothérapie aux besoins spécifiques de chaque patient, en fonction de ses profils génétiques et immunologiques.
- **Microbiote et immunologie** :
  La découverte de l'importance du microbiote intestinal dans la régulation du système immunitaire a ouvert de nouvelles voies thérapeutiques, comme

l'utilisation de probiotiques et de prébiotiques pour moduler la réponse immunitaire.

- **Thérapie génique** :
Pour les patients atteints de déficits immunitaires héréditaires, la thérapie génique offre la promesse de corriger le défaut génétique à la source. Bien que cette approche soit encore à ses débuts, elle a montré des résultats prometteurs dans des cas spécifiques.

- **Thérapies cellulaires** :
Les traitements comme les cellules souches hématopoïétiques peuvent être utilisés pour reconstruire un système immunitaire défaillant, en particulier pour les patients atteints de déficits immunitaires graves.

- **Biothérapies et nanotechnologies** :
L'utilisation de nanoparticules pour administrer des médicaments ou moduler la réponse immunitaire est une voie de recherche en plein essor. Les nanotechnologies peuvent permettre une libération ciblée de médicaments, réduisant les effets secondaires et augmentant l'efficacité.

- **Plateformes digitales et télémédecine** :
Avec l'évolution de la technologie, la télémédecine est devenue une réalité pour beaucoup de patients. Cela permet un suivi régulier, une gestion à distance des symptômes et une éducation sur la maladie, surtout dans les régions éloignées.

- **Éducation et programmes de prévention** :
En reconnaissant l'importance de la prévention, de nombreux nouveaux programmes sont mis en place pour éduquer le public, sensibiliser à l'importance des allergies et des troubles immunitaires et offrir des conseils sur la manière de les gérer.

Les avancées récentes en matière de traitement en allergologie et immunologie offrent un espoir renouvelé aux patients et aux professionnels de santé. À mesure que la recherche progresse, il est probable que nous continuerons à voir émerger des traitements plus efficaces, plus sûrs et plus personnalisés.

Chapitre 8:
LA COLLABORATION
INTERDISCIPLINAIRE

Travailler
avec d'autres spécialités médicales

L'allergologie et l'immunologie sont des disciplines qui, de par leur nature interconnectée avec d'autres systèmes du corps, exigent une collaboration étroite avec d'autres spécialités médicales. Les infirmières spécialisées dans ces domaines sont souvent appelées à travailler en tandem avec d'autres professionnels de la santé afin d'offrir une prise en charge holistique aux patients.

- **Pneumologie** :
  Les affections respiratoires allergiques comme l'asthme nécessitent une prise en charge conjointe avec les pneumologues. Les tests pulmonaires, les protocoles de traitement et les interventions en cas de crises nécessitent une collaboration étroite.
- **Dermatologie** :
  Les allergies cutanées, telles que l'eczéma atopique ou l'urticaire, impliquent souvent une collaboration avec les dermatologues, qui peuvent offrir des conseils spécialisés sur le traitement topique et la protection de la peau.
- **Gastroentérologie** :
  Les allergies alimentaires peuvent se manifester par des symptômes gastro-intestinaux. Les gastroentérologues peuvent aider à diagnostiquer et à traiter ces symptômes et à conseiller sur les régimes alimentaires appropriés.

- **Rhumatologie** :
Les maladies auto-immunes, telles que la polyarthrite rhumatoïde ou le lupus, peuvent nécessiter une prise en charge conjointe avec un rhumatologue, qui a une expertise spécifique dans le traitement de ces affections.
- **Endocrinologie** :
Certaines maladies auto-immunes peuvent affecter les glandes endocrines, comme la thyroïde. Dans ces cas, une collaboration avec un endocrinologue est essentielle.
- **Pédiatrie** :
Les enfants souffrant d'allergies ou de déficits immunitaires nécessitent une prise en charge spécifique adaptée à leur âge. Collaborer avec un pédiatre assure que les soins sont adaptés à leur développement.
- **Otorhinolaryngologie** :
Les allergies peuvent souvent se manifester par des symptômes ORL, tels que la rhinite allergique. Une collaboration avec des otorhinolaryngologistes permet d'aborder ces symptômes de manière exhaustive.
- **Pharmacie** :
Les pharmaciens jouent un rôle crucial dans la gestion des médicaments, en aidant à surveiller les interactions médicamenteuses, en conseillant sur la posologie et en éduquant les patients sur l'utilisation correcte des médicaments.
- **Psychologie/Psychiatrie** :
La vie avec une maladie chronique ou une allergie sévère peut avoir un impact sur la santé mentale d'un patient. Collaborer avec des psychologues ou des psychiatres peut aider à aborder ces aspects.
- Diététique :

Pour les patients avec des allergies alimentaires, un diététicien peut fournir des conseils précieux sur la façon de maintenir une alimentation équilibrée tout en évitant les allergènes.

En synthèse, dans le monde complexe de l'allergologie et de l'immunologie, la collaboration multidisciplinaire est non seulement bénéfique, mais souvent essentielle. Les infirmières, en tant que pierre angulaire des équipes de soins, jouent un rôle central dans la coordination de cette collaboration, garantissant que les patients reçoivent des soins complets et intégrés.

L'importance
de la coordination des soins

La coordination des soins est un aspect essentiel de la médecine moderne, en particulier dans les domaines tels que l'allergologie et l'immunologie où les patients peuvent présenter une gamme de symptômes qui chevauchent plusieurs spécialités médicales. Elle vise à assurer une prise en charge globale, efficace et centrée sur le patient, en évitant les doublons, les erreurs médicales et les lacunes dans les soins.

- **Optimisation des Ressources** :
  La coordination permet d'utiliser les ressources disponibles de manière optimale. Cela évite les doublons d'examens, réduit les coûts pour les systèmes de santé et les patients, et garantit que les ressources sont utilisées là où elles sont le plus nécessaires.
- **Continuité des Soins** :
  Un suivi continu est crucial pour les patients atteints d'affections chroniques. Grâce à une coordination efficace, les informations sur le patient circulent sans

entrave entre les différents professionnels de santé, assurant ainsi une prise en charge sans interruption.

- **Sécurité des Patients** :

La coordination réduit le risque d'erreurs médicales, d'interactions médicamenteuses non détectées et de contre-indications. Les patients bénéficient de traitements cohérents, basés sur des informations complètes et à jour.

- **Prise en Charge Holistique** :

En comprenant l'ensemble du tableau clinique d'un patient, les soignants peuvent adresser non seulement les symptômes physiques, mais aussi les besoins émotionnels, sociaux et psychologiques du patient.

- **Éducation et Autonomisation des Patients** :

Une bonne coordination des soins implique également d'éduquer les patients sur leur condition, les options de traitement disponibles et la gestion quotidienne de leur santé. Cela les rend plus autonomes et capables de participer activement à leurs soins.

- **Efficacité du Temps** :

La coordination des soins permet une communication fluide entre les professionnels de santé. Cela réduit le temps passé à rechercher des informations, à clarifier les incertitudes et à organiser des rendez-vous, rendant les soins plus efficaces.

- **Satisfaction des Patients** :

Les patients qui ressentent une coordination fluide de leurs soins sont généralement plus satisfaits de leur prise en charge. Ils ont l'impression d'être écoutés, respectés et pris en charge de manière globale.

- **Mise à Jour des Protocoles de Traitement** :

La coordination des soins permet également une mise à jour régulière des protocoles de traitement en fonction des dernières avancées médicales. Elle garantit que les patients bénéficient des traitements les plus récents et les plus efficaces.

- **Réduction de la Fragmentation des Soins** :
Sans coordination, les soins peuvent devenir fragmentés, avec différents spécialistes prescrivant des traitements sans connaissance des autres interventions en cours. La coordination assure une approche unifiée.
- Optimisation des Résultats Médicaux :

En fin de compte, une coordination efficace des soins se traduit par de meilleurs résultats médicaux pour les patients. Les traitements sont plus cohérents, les complications sont minimisées, et les patients bénéficient d'une prise en charge globale et complète.

La coordination des soins est donc un maillon essentiel de la chaîne de soins médicaux. Pour les infirmières en allergologie et immunologie, elle est particulièrement importante étant donné la complexité des affections traitées et la nécessité d'une prise en charge multidisciplinaire.

Communiquer efficacement avec les médecins, pharmaciens et autres professionnels de santé

La communication est une compétence essentielle pour tout professionnel de santé. Dans le contexte dynamique et interdisciplinaire de l'allergologie et de l'immunologie, les infirmières doivent collaborer étroitement avec une variété de spécialistes pour assurer une prise en charge optimale des patients. Communiquer efficacement garantit la sécurité, la satisfaction des patients et l'efficacité des soins. Voici quelques conseils et techniques pour une communication réussie :

- Écoute active :
    - Soyez présent lors de l'échange, concentrez-vous sur l'orateur.
    - Ne formulez pas de réponses avant que l'autre personne n'ait terminé.
    - Posez des questions pour clarifier les points ambigus.
- Clarifiez les termes médicaux :
    - Utilisez un langage simple lorsque vous discutez avec des professionnels d'autres spécialités pour éviter toute confusion.
    - Demandez des clarifications si un terme ou une instruction n'est pas clair.
- Utilisez des outils de communication structurés :
    - Des méthodes comme SBAR (Situation, Background, Assessment, Recommendation) peuvent aider à structurer la communication, en particulier dans des situations urgentes.
- Soyez respectueux et ouvert :
    - Reconnaître l'expertise et la perspective des autres membres de l'équipe.
    - Évitez les jugements hâtifs ou les critiques non constructives.
- Documentation précise :
    - Assurez-vous que toutes les informations pertinentes sont documentées de manière claire et concise dans le dossier médical du patient.
    - Les notes écrites servent souvent de moyen de communication entre les professionnels de santé.
- Réunion d'équipe interdisciplinaire :
    - Participez activement aux réunions d'équipe pour discuter des patients, partager des informations et élaborer des plans de soins.
    - Ces réunions offrent l'opportunité de discuter de manière approfondie des cas complexes.

- Utilisez la technologie à votre avantage :
  - Les plateformes de communication électronique, les dossiers médicaux électroniques et les outils de télémédecine peuvent faciliter la communication rapide entre les professionnels.
- Donnez et recevez des feedbacks :
  - La rétroaction est essentielle pour l'amélioration continue. Si une stratégie de communication s'avère inefficace, cherchez des moyens de l'améliorer.
- Développez une connaissance de base des autres spécialités :
  - En comprenant les rôles et responsabilités des autres membres de l'équipe de soins, vous pouvez mieux anticiper leurs besoins et questions.
- Établissez des relations solides :
- Le temps investi dans la construction de relations professionnelles solides et respectueuses avec d'autres membres de l'équipe médicale se traduira par une communication plus fluide et efficace.

Une communication efficace est au cœur de la prestation des soins interdisciplinaires. Les infirmières, en tant que membres centraux de l'équipe de soins, doivent maîtriser cette compétence pour garantir la sécurité des patients, une prise en charge cohérente et des résultats optimaux. En adoptant des techniques de communication solides et en établissant des relations basées sur le respect mutuel, les infirmières peuvent grandement contribuer à l'excellence des soins.

Chapitre 9:
INSTRUMENTS ET MATÉRIELS
SPÉCIFIQUES

Introduction aux outils spécifiques en Allergologie et Immunologie

L'allergologie et l'immunologie, étant des domaines médicaux en constante évolution, utilisent une panoplie d'outils spécifiques pour diagnostiquer, traiter et suivre les patients. Ces outils, qu'ils soient technologiques ou pratiques, sont essentiels pour fournir des soins précis et personnalisés. Cette introduction offre un aperçu des instruments et techniques couramment employés par les professionnels de ces disciplines.

- **Tests Cutanés** :
  Ces tests consistent à appliquer de petites quantités d'allergènes potentiels sur la peau, généralement sur l'avant-bras ou le dos, pour évaluer la réaction allergique.
    - **Prick test** : Une goutte de l'allergène est déposée sur la peau, qui est ensuite légèrement piquée avec une aiguille.
    - **Patch test** : L'allergène est appliqué sous un pansement occlusif pendant 48 heures, idéal pour les allergènes de contact.
- **Spirométrie** :
  Un outil essentiel pour évaluer la fonction pulmonaire. Les patients soufflent dans un spiromètre qui mesure le volume et la vitesse de l'air inhalé et exhalé. Il est fréquemment utilisé pour diagnostiquer et suivre l'asthme.

- **Dosage d'Immunoglobuline E (IgE)** :
Un test sanguin utilisé pour mesurer le niveau d'IgE spécifique à un allergène particulier, aidant au diagnostic des allergies.
- **Tests de Provocation** :
Sous surveillance étroite, le patient est exposé à un allergène suspecté dans des conditions contrôlées pour observer une éventuelle réaction.
- **Immunothérapie** :
Un traitement qui expose progressivement le patient à des doses croissantes d'un allergène spécifique pour diminuer sa sensibilité.
- Examens Biologiques :
  - **Cytométrie en flux** : Une technique qui permet d'analyser et de trier les cellules, essentielle pour étudier les sous-populations de cellules immunitaires.
  - **Test de fonction des neutrophiles** : Évalue la capacité des neutrophiles à engloutir et tuer les bactéries.
- **Test de Transformation Lymphoblastique** :
Évalue la réponse des lymphocytes à différents stimuli, souvent utilisé pour diagnostiquer certaines immunodéficiences.
- **Imagerie Médicale** :
Des techniques comme la radiographie pulmonaire ou la tomodensitométrie peuvent être utilisées pour évaluer des complications liées à des allergies ou des maladies auto-immunes.
- **Dossiers Médicaux Électroniques (DME)** :
Un outil numérique pour enregistrer, stocker et partager les informations médicales du patient. Le DME facilite la coordination des soins entre différents professionnels de santé.

- **Applications et Outils de Suivi :**

De nombreuses applications permettent aux patients d'enregistrer leurs symptômes, leurs déclencheurs allergiques, ou de suivre leur fonction pulmonaire à domicile.

- **Nouveaux traitements biologiques :**

Il s'agit de médicaments issus de sources biologiques, conçus spécifiquement pour cibler certaines parties du système immunitaire. Ils sont de plus en plus utilisés dans le traitement de maladies auto-immunes et de certaines allergies sévères.

- **Outils d'éducation :**

Des brochures, vidéos et ateliers destinés aux patients et à leurs familles pour les informer sur leur condition, les traitements disponibles et les stratégies d'autogestion.

Ces outils, combinés au savoir-faire clinique des professionnels de santé, permettent une approche globale et personnalisée de la prise en charge en allergologie et immunologie. La maîtrise de ces instruments est donc cruciale pour toute infirmière évoluant dans ces spécialités.

Maintenance, stérilisation, et utilisation sûre

L'intégrité, la stérilisation et la sécurité des outils et équipements utilisés en allergologie et immunologie sont cruciales pour garantir une prise en charge médicale de qualité et minimiser les risques d'infections. Une mauvaise maintenance ou une stérilisation inefficace peuvent entraîner des complications graves pour les patients.

- Principes de base :
  - **Hygiène des mains** : C'est la première ligne de défense contre les infections. Se laver les mains avant et après chaque manipulation d'équipement est fondamental.

- **Port d'équipement de protection individuelle** : Gants, masques, blouses et lunettes de protection peuvent être nécessaires selon les situations.
- Maintenance régulière des équipements :
  - Assurez-vous que tous les équipements sont régulièrement inspectés et maintenus selon les recommandations du fabricant.
  - Tout équipement défectueux doit être immédiatement retiré de la chaîne de soins.
- Stérilisation :
  - Les instruments réutilisables doivent être nettoyés et stérilisés après chaque utilisation. Les autoclaves, qui utilisent de la vapeur sous pression pour tuer les micro-organismes, sont couramment utilisés pour cette tâche.
  - Les solutions de désinfection peuvent être utilisées pour certains équipements, mais elles doivent être changées régulièrement et utilisées conformément aux directives du fabricant.
- Utilisation d'instruments à usage unique :
  - De nombreux instruments en allergologie et immunologie sont à usage unique pour éviter les risques d'infections croisées.
  - Ces instruments doivent être correctement éliminés après utilisation dans des conteneurs appropriés.
- Formation et sensibilisation :
  - Le personnel infirmier et médical doit être régulièrement formé et sensibilisé aux protocoles de stérilisation et de maintenance.
  - Des audits et des évaluations périodiques peuvent aider à identifier des lacunes ou des domaines d'amélioration.

- Stockage sécurisé :
    - Les instruments stérilisés doivent être stockés dans un environnement propre et sec, à l'abri de la contamination.
    - Les armoires et les zones de stockage doivent être régulièrement nettoyées et désinfectées.
- Traçabilité :
    - Tenir un registre détaillé des équipements, de leur maintenance et de leur utilisation peut aider à assurer la traçabilité et à identifier rapidement toute irrégularité.
- Gestion des déchets :
    - Les déchets biomédicaux, comme les aiguilles et autres instruments tranchants, doivent être éliminés en toute sécurité dans des conteneurs appropriés.
    - Les déchets doivent être éliminés conformément aux réglementations locales.
- Sécurité des patients et du personnel :
    - Assurez-vous que tous les équipements fonctionnent correctement et en toute sécurité pour minimiser les risques pour les patients et le personnel.
- Évaluation continue :
    - La technologie médicale évolue rapidement. Il est donc essentiel d'évaluer continuellement les outils et les techniques utilisés pour s'assurer qu'ils sont toujours à la pointe de la technologie et conformes aux meilleures pratiques.

Une gestion rigoureuse des équipements en allergologie et immunologie est essentielle pour garantir la sécurité des patients et du personnel. La maintenance, la stérilisation et l'utilisation sûre des outils sont des aspects fondamentaux de la qualité des soins et de la prévention des infections.

Innovations technologiques et leur impact sur la pratique

À l'ère de la technologie et de la médecine personnalisée, l'allergologie et l'immunologie bénéficient d'avancées révolutionnaires qui transforment la prise en charge des patients. Ces innovations non seulement améliorent la qualité des soins, mais aussi facilitent la vie des professionnels de santé et des patients.

- **Téléconsultation** :
  Avec la montée de la télémédecine, les consultations à distance sont devenues possibles. Cela permet aux patients d'avoir accès à des spécialistes sans avoir à se déplacer, surtout pour ceux vivant dans des zones éloignées.
- **Applications mobiles** :
  Les patients peuvent utiliser des applications pour surveiller leurs symptômes, prendre des médicaments à temps ou même effectuer des tests de fonction pulmonaire à domicile. Ces données peuvent ensuite être partagées avec les professionnels de santé pour un suivi plus personnalisé.
- **Wearable Technologies** :
  Les appareils portables, comme les montres et les bracelets, peuvent désormais surveiller des paramètres vitaux, tels que le rythme cardiaque ou la saturation en oxygène, alertant les patients et les médecins de toute anomalie.
- **Intelligence Artificielle (IA)** :
  L'IA peut aider à l'analyse des résultats de tests, à la prédiction des réactions allergiques ou à la détection précoce des maladies auto-immunes. Elle offre une assistance dans le diagnostic et la prise de décision thérapeutique.
- **Thérapie génique** :
  Bien que toujours en phase de recherche pour

certaines maladies, la thérapie génique pourrait offrir des traitements curatifs pour certaines maladies immunitaires en modifiant le code génétique.

- **Impression 3D** :
Elle permet la création de modèles tridimensionnels d'organes ou de systèmes immunitaires, facilitant l'éducation des patients et la formation médicale.
- **Biotechnologie** :
Les avancées dans ce domaine ont conduit à la création de médicaments biologiques ciblant spécifiquement certaines parties du système immunitaire, offrant des traitements plus efficaces avec moins d'effets secondaires.
- **Dossiers Médicaux Électroniques (DME)** :
Une version plus avancée des DME, intégrant l'IA, pourrait aider à la détection précoce des complications, à l'analyse des données des patients et à une meilleure coordination des soins.
- **Plateformes éducatives en ligne** :
Les infirmières, médecins et patients peuvent accéder à des ressources, des formations et des webinaires pour se tenir au courant des dernières avancées.
- Outils de réalité virtuelle :
Utilisés pour la formation médicale ou pour aider les patients à comprendre leur maladie, ces outils immersifs offrent une expérience d'apprentissage unique.

L'impact de ces innovations sur la pratique médicale est immense. Elles permettent un diagnostic plus précoce, une prise en charge plus personnalisée et améliorent la qualité de vie des patients. Cependant, il est essentiel que les professionnels de santé reçoivent une formation adéquate pour utiliser ces technologies de manière efficace. De plus, des considérations éthiques et réglementaires doivent être prises en compte, notamment en ce qui concerne la protection des données des patients.

Formation et compétences nécessaires pour l'utilisation des instruments

La maîtrise des instruments et équipements spécifiques à l'allergologie et à l'immunologie est essentielle pour garantir la sécurité des patients et la précision du diagnostic et du traitement. Cela nécessite une formation adéquate et le développement de compétences spécifiques.

- Formation académique et clinique :
  - **Diplôme d'infirmière** : Le point de départ est généralement l'obtention d'un diplôme en soins infirmiers, qui offre une introduction aux compétences de base nécessaires pour travailler dans un environnement médical.
  - **Formation spécialisée** : Une formation supplémentaire en allergologie et immunologie est souvent recommandée pour ceux qui souhaitent se spécialiser dans ce domaine.
- Ateliers et formations pratiques :
  - **Stages cliniques** : Les infirmières doivent effectuer des stages dans des cliniques ou des hôpitaux spécialisés pour acquérir une expérience pratique.
  - **Ateliers et séminaires** : Les fabricants d'équipements et les associations professionnelles organisent souvent des ateliers pour former les infirmières à l'utilisation de nouveaux instruments ou technologies.
- Compétences techniques :
  - **Manipulation d'équipement** : Savoir utiliser, entretenir et dépanner les équipements spécifiques à l'allergologie et à l'immunologie.
  - **Procédures de test** : Maîtriser les procédures de tests cutanés, la spirométrie,

l'administration des vaccins et autres interventions courantes.

- Compétences en matière de sécurité :
  - **Protocoles de stérilisation** : Connaissance des méthodes de stérilisation appropriées pour chaque instrument.
  - **Prévention des infections** : Comprendre et suivre les protocoles pour prévenir les infections croisées.
- Mise à jour continue :
  - **Formations continues** : Avec l'évolution rapide des technologies médicales, il est essentiel de suivre des formations régulières pour se tenir au courant des dernières avancées.
- Compétences en communication :
  - **Interprétation des résultats** : Capacité à lire, comprendre et communiquer les résultats des tests aux médecins et aux patients.
  - **Éducation des patients** : Expliquer les procédures, les traitements et les résultats aux patients d'une manière claire et empathique.
- Compétences en gestion :
  - **Organisation** : Gérer efficacement le temps, organiser les rendez-vous et coordonner avec d'autres professionnels de santé.
  - **Documentation précise** : Tenir des dossiers médicaux à jour, documenter les résultats des tests et les interventions.
- Développement professionnel :
  - **Certifications et spécialisations** : Obtenir des certifications dans des domaines spécifiques, comme l'immunothérapie allergénique, peut renforcer les compétences et la crédibilité.

- Réflexion critique et prise de décision :
  - Analyser les situations, interpréter les données et prendre des décisions éclairées pour le bien-être du patient.
- Adaptabilité :
- Avec l'évolution constante de la technologie et des protocoles médicaux, il est essentiel d'être flexible et prêt à apprendre et à s'adapter.

L'utilisation efficace et sûre des instruments en allergologie et immunologie nécessite une combinaison de formation formelle, de formation pratique, de compétences techniques et de compétences interpersonnelles. Le développement continu de ces compétences garantit que les patients reçoivent les meilleurs soins possibles.

Chapitre 10:
GESTION DES SITUATIONS COMPLEXES

Les patients réfractaires aux traitements courants

Dans le domaine de l'allergologie et de l'immunologie, certains patients peuvent ne pas répondre aux traitements standard ou couramment utilisés, les qualifiant ainsi de "patients réfractaires". Comprendre et gérer ces patients est un défi majeur pour les professionnels de la santé.

- **Qu'est-ce qu'un patient réfractaire?**
  Un patient réfractaire est celui qui ne répond pas au traitement initial ou qui rechute après une réponse initiale. Cette non-réponse peut être due à une variété de facteurs, y compris la sévérité de la maladie, la présence de multiples comorbidités, ou des variations génétiques.
- Causes de la réfractarité:
  - **Caractéristiques individuelles** : Chaque patient est unique, et sa génétique, son métabolisme ou son environnement peuvent affecter sa réponse au traitement.
  - **Non-respect du traitement** : Une mauvaise adhérence au traitement, souvent due à des effets secondaires, peut être une cause.
  - **Complexité de la maladie** : Les allergies et les maladies auto-immunes peuvent se présenter sous des formes complexes, rendant certains cas plus difficiles à traiter.
- **Identification des patients réfractaires**:
  La surveillance régulière des symptômes, l'utilisation de tests diagnostiques, et l'évaluation de la réponse

au traitement sont essentielles pour identifier ces patients.

- Approches thérapeutiques pour les patients réfractaires:

  - **Modification du traitement** : Augmentation de la dose, changement de médicament, ou combinaison de plusieurs traitements.

  - **Traitements biologiques** : Certains médicaments biologiques peuvent cibler spécifiquement des parties du système immunitaire impliquées dans la maladie.

  - **Immunothérapie** : Pour certains patients allergiques, une immunothérapie peut aider à désensibiliser le système immunitaire.

  - **Interventions non pharmacologiques** : Psychothérapie, rééducation, ou techniques de gestion du stress peuvent compléter le traitement médical.

- Défis associés à la prise en charge:

  - **Effets secondaires** : Les traitements alternatifs ou intensifiés peuvent entraîner des effets secondaires plus marqués.

  - **Coût** : Certains traitements pour patients réfractaires peuvent être onéreux, posant des défis en termes de remboursement ou d'accès.

  - **Charge émotionnelle** : La réfractarité peut être stressante et déprimante pour les patients, nécessitant un soutien psychologique.

- **Collaboration interdisciplinaire**:
  La prise en charge des patients réfractaires peut nécessiter une collaboration étroite entre allergologues, immunologistes, psychologues, et d'autres spécialistes pour une approche holistique.

- **Recherche et essais cliniques**:
  Les patients réfractaires peuvent avoir l'opportunité de participer à des essais cliniques pour de nouveaux

traitements. C'est aussi une motivation pour la recherche continue dans le domaine.

- **Éducation et accompagnement du patient**:
Il est essentiel d'impliquer le patient dans la prise de décision, de l'informer sur les options disponibles, et de le soutenir émotionnellement.

Les patients réfractaires en allergologie et immunologie représentent un défi clinique majeur, mais aussi une opportunité d'approfondir la compréhension de ces maladies et d'innover en matière de traitements. Une prise en charge personnalisée, une collaboration interprofessionnelle et une recherche continue sont essentielles pour offrir les meilleurs soins possibles à ces patients.

Allergies et immunodépressions chez les patients pédiatriques

Les enfants ne sont pas simplement de petits adultes; leurs systèmes immunitaires se développent et évoluent avec le temps. Ainsi, la prise en charge des allergies et des immunodépressions chez les patients pédiatriques diffère souvent de celle des adultes. Abordons ce sujet avec précision, sensibilité et un souci de l'intégrité médicale.

- Compréhension des bases:
  - **Développement du système immunitaire** : Dès la naissance, et au fur et à mesure qu'ils grandissent, les enfants sont exposés à une multitude d'antigènes qui façonnent leur système immunitaire.
  - **Facteurs génétiques et environnementaux** : Les gènes hérités des parents et l'environnement jouent un rôle

déterminant dans le développement des allergies et des déficits immunitaires.

- Allergies pédiatriques:

  - **Allergies alimentaires** : Comprend le diagnostic, la prise en charge et la prévention des allergies courantes comme celles au lait, aux œufs, aux arachides, etc.

  - **Eczéma atopique** : Une affection courante chez les nourrissons et les enfants.

  - **Asthme** : Les symptômes et la prise en charge de l'asthme chez les enfants diffèrent souvent de ceux des adultes.

  - **Allergies saisonnières** : Réactions aux pollens, aux moisissures et à d'autres allergènes présents dans l'environnement.

- Immunodépression pédiatrique:

  - **Déficits immunitaires primaires** : Ces déficits sont généralement génétiques et peuvent affecter différents composants du système immunitaire.

  - **Déficits immunitaires secondaires** : Ils peuvent survenir suite à des infections, des traitements médicamenteux ou d'autres conditions médicales.

  - **Infections opportunistes** : Chez les enfants immunodéprimés, des infections qui sont généralement bénignes peuvent devenir graves.

- Diagnostiquer et évaluer:

  - **Présentation clinique** : Les symptômes des allergies et des déficits immunitaires chez les enfants.

  - **Tests diagnostiques** : Les tests cutanés, les tests sanguins et autres procédures adaptées aux enfants.

- Traitements spécifiques aux enfants:
  - **Médicaments** : Dosages, modes d'administration et effets secondaires chez les enfants.
  - **Éducation thérapeutique** : Comment enseigner aux enfants et à leurs familles les meilleures façons de gérer leurs conditions.
  - **Adhérence au traitement** : Assurer le suivi et la coopération des jeunes patients.
- Prévention et éducation:
  - **Vaccinations** : Le rôle essentiel des vaccins, surtout chez les enfants immunodéprimés.
  - **Éviter les allergènes** : Conseils pour les parents afin d'éviter l'exposition aux allergènes courants.
  - **Nutrition et régime** : L'importance d'une alimentation saine et des régimes spécifiques pour les enfants allergiques.
- Défis psychosociaux et soutien:
  - **Impact sur la famille** : La prise en charge d'un enfant avec des allergies ou une immunodépression peut être stressante pour toute la famille.
  - **Soutien psychologique** : L'importance de la prise en charge émotionnelle des enfants et de leurs familles.
  - **Scolarité et activités sociales** : Comment aider un enfant allergique ou immunodéprimé à vivre normalement à l'école et dans les autres environnements sociaux.

La prise en charge des allergies et des immunodépressions chez les enfants nécessite une approche globale et intégrée, adaptée aux besoins spécifiques de la pédiatrie. Il est essentiel de travailler en étroite collaboration avec les enfants, leurs familles, les écoles et d'autres intervenants pour garantir leur bien-être, leur sécurité et leur qualité de vie.

La prise en charge des patients âgés

Avec l'avancée en âge, le système immunitaire subit des modifications structurelles et fonctionnelles, connues sous le nom d'immunosénescence. Les patients âgés peuvent présenter des défis uniques en allergologie et immunologie, nécessitant une approche adaptée à leurs besoins spécifiques.

- L'immunosénescence et ses implications:
  - **Modifications du système immunitaire avec l'âge** : Comprendre comment le système immunitaire change avec l'âge, et comment cela impacte la susceptibilité aux maladies et aux infections.
  - **Vulnérabilité accrue** : Les patients âgés sont souvent plus vulnérables aux infections et peuvent présenter des réactions allergiques atypiques.
- Allergies chez le patient âgé:
  - **Manifestations cliniques** : Les symptômes allergiques peuvent être atténués, atypiques ou masqués par d'autres affections courantes chez les personnes âgées.
  - **Facteurs déclencheurs** : Exploration des allergènes courants et de la manière dont ils affectent les personnes âgées.
- Immunodépression chez le patient âgé:
  - **Causes et conséquences** : Les déficits immunitaires peuvent être amplifiés par d'autres maladies chroniques, des traitements médicamenteux et l'immunosénescence.

- **Prise en charge** : L'importance d'une évaluation et d'un suivi adaptés pour minimiser les risques.
- Diagnostic chez le patient âgé:
  - **Challenges particuliers** : Les tests classiques peuvent nécessiter des ajustements ou être interprétés différemment.
  - **Importance de l'anamnèse** : Une collecte minutieuse des antécédents est essentielle, étant donné la probabilité de comorbidités et de médicaments concomitants.
- Traitements adaptés aux patients âgés:
  - **Médicaments et dosages** : Tenir compte des modifications de la pharmacocinétique et de la pharmacodynamie avec l'âge.
  - **Gestion des effets secondaires** : Les personnes âgées peuvent être plus sensibles à certains effets indésirables ou présenter des interactions médicamenteuses.
- Approche holistique:
  - **Prise en compte des comorbidités** : Les patients âgés ont souvent plusieurs affections concomitantes qui peuvent influencer la prise en charge.
  - **Aspects psychosociaux** : L'importance du soutien émotionnel, de la prise en compte des habitudes de vie et du contexte social.
- Éducation et prévention:
  - **Adhésion au traitement** : Assurer la compréhension et la coopération du patient, en tenant compte des éventuelles limitations cognitives ou physiques.
  - **Vaccinations** : Les recommandations vaccinales peuvent différer et être essentielles pour protéger les personnes âgées des infections.

- Collaboration multidisciplinaire:
  - **Coordination des soins** : Travailler avec d'autres spécialistes, comme les gériatres, pour offrir une prise en charge globale.
  - **Famille et aidants** : Le rôle essentiel des proches dans le soin, le soutien et la prise de décision.

La prise en charge des patients âgés en allergologie et immunologie nécessite une compréhension profonde des changements liés à l'âge et des défis spécifiques associés à cette population. Une approche personnalisée, multidisciplinaire et bienveillante garantira des soins optimaux et une meilleure qualité de vie pour ces patients.

Les défis liés
aux maladies rares et orphelines

Le terme "maladies rares" fait référence à une vaste catégorie de maladies qui touchent un faible pourcentage de la population. Dans le contexte de l'allergologie et de l'immunologie, certaines de ces maladies sont qualifiées d'"orphelines" car elles n'attirent pas l'attention des chercheurs ou des industries pharmaceutiques en raison de leur faible prévalence. Ces maladies posent des défis uniques tant pour les professionnels de santé que pour les patients.

- Comprendre les maladies rares :
  - **Définition et classification** : Ce qu'on entend par "maladies rares" et comment elles sont classifiées en allergologie et immunologie.
  - **Epidémiologie** : La prévalence, la distribution et l'évolution de ces maladies.

- Diagnostic : Un parcours semé d'embûches :
  - **Retards dans le diagnostic** : Beaucoup de patients avec des maladies rares passent des années sans diagnostic précis.
  - **Complexité des symptômes** : Les manifestations peuvent être vagues, atypiques ou ressembler à d'autres affections plus courantes.
- Manque de recherche et de données :
  - **Financements limités** : La recherche sur les maladies rares est souvent sous-financée car elle n'attire pas l'intérêt commercial.
  - **Essais cliniques** : Les difficultés à mener des études robustes en raison du faible nombre de patients.
- Défis thérapeutiques :
  - **Traitements limités ou inexistants** : Beaucoup de maladies rares n'ont pas de traitement spécifique.
  - **Médicaments orphelins** : Les défis et les espoirs liés au développement de médicaments pour ces maladies.
- Prise en charge globale du patient :
  - **Approche multidisciplinaire** : La nécessité d'une collaboration étroite entre divers spécialistes pour adresser toutes les facettes de la maladie.
  - **Soutien psychologique** : Reconnaître et traiter l'impact émotionnel et psychologique sur les patients et leurs familles.
- Éducation et sensibilisation :
  - **Formation des professionnels de santé** : Assurer que les soignants sont bien informés et préparés pour identifier et gérer ces maladies.
  - **Sensibilisation du public** : Augmenter la visibilité de ces maladies pour attirer l'attention, le financement et la recherche.

- Collaboration et réseaux :
  - **Centres de référence** : L'importance de centres spécialisés pour offrir des soins experts.
  - **Réseaux de patients** : Les associations de patients jouent un rôle crucial en fournissant du soutien, des informations et en militant pour la recherche.
- Aspects éthiques et sociétaux :
  - **Accès aux soins** : Garantir que tous les patients, indépendamment de leur situation géographique ou socio-économique, aient accès aux traitements et aux soins.
  - **Questions éthiques** : Les enjeux autour du diagnostic prénatal, de la génétique et de la fin de vie.

Les maladies rares et orphelines en allergologie et immunologie requièrent une attention particulière. Même si elles touchent un faible pourcentage de la population, l'impact sur les individus atteints et leurs familles est profond. Une approche holistique, centrée sur le patient, combinée à une recherche vigoureuse, est essentielle pour améliorer le diagnostic, le traitement et la qualité de vie de ces patients.

Chapitre 11:
LA RECHERCHE EN ALLERGOLOGIE ET IMMUNOLOGIE

Importance de la recherche clinique et fondamentale

L'allergologie et l'immunologie, comme toutes les disciplines médicales, reposent sur des décennies, voire des siècles, de recherche. L'innovation, l'exploration et la compréhension continuent d'évoluer grâce aux efforts conjugués de la recherche fondamentale et clinique. Ces deux piliers, bien qu'ayant des approches distinctes, sont intrinsèquement liés et sont essentiels pour apporter des améliorations notables dans la prise en charge des patients.

- La recherche fondamentale : Exploration des bases :
    - **Définition et portée** : Comprendre ce qu'est la recherche fondamentale et comment elle diffère de la recherche appliquée.
    - **Mécanismes immunologiques** : Étudier comment le système immunitaire fonctionne à un niveau moléculaire, cellulaire et systémique.
    - **Origines des maladies** : Identifier les déclencheurs génétiques, environnementaux et physiologiques des maladies allergiques et immunologiques.
- La recherche clinique : Du laboratoire au lit du patient :
    - **Phases d'essais cliniques** : Comprendre les étapes nécessaires pour tester de nouvelles thérapies, de la sécurité à l'efficacité.

- **Études épidémiologiques** : Analyser les tendances, les causes et les effets des maladies à l'échelle de la population.
- **Recherche sur l'efficacité des traitements** : Évaluer comment les traitements fonctionnent dans des conditions réelles.
- L'interface entre la recherche fondamentale et clinique :
  - **Transfert de connaissances** : Comment les découvertes en laboratoire peuvent-elles être traduites en thérapies potentielles ?
  - **Collaborations interdisciplinaires** : L'importance de combiner des expertises diverses pour une recherche innovante et intégrative.
- Impact sur le traitement et la prévention :
  - **Nouveaux médicaments et thérapies** : Comment la recherche mène à l'élaboration de nouveaux traitements plus efficaces et moins invasifs.
  - **Stratégies de prévention** : Utiliser la recherche pour anticiper et prévenir les maladies avant qu'elles ne se manifestent.
- Défis et éthique de la recherche :
  - **Questions éthiques** : Les considérations entourant les essais cliniques, la génomique et la biologie synthétique.
  - **Financement et soutien** : Les défis associés à l'obtention d'un financement suffisant et durable pour la recherche.
- L'avenir de la recherche en Allergologie et Immunologie :
  - **Thérapies personnalisées** : Utiliser la génétique et la médecine de précision pour adapter les traitements aux besoins individuels.

- **Technologies émergentes** : Les innovations, comme l'édition génomique et l'intelligence artificielle, qui façonnent la recherche future.

La recherche, tant fondamentale que clinique, est le moteur du progrès en allergologie et immunologie. Elle permet d'améliorer constamment notre compréhension des maladies, de développer de nouveaux traitements et de repousser les frontières de ce que la médecine peut accomplir. Pour les professionnels de santé, se tenir informé des dernières avancées est essentiel afin d'offrir les meilleurs soins possibles à leurs patients.

Comment l'infirmière peut contribuer à la recherche

L'infirmière occupe une position unique dans le domaine de la santé, en étant à la fois au cœur des soins cliniques et à l'interface entre le patient et l'équipe médicale. Cette position privilégiée lui permet d'avoir un rôle crucial dans la recherche, particulièrement en Allergologie et Immunologie.

- Rôle de collecte de données :
    - **Prise de notes cliniques approfondies** : En documentant soigneusement les symptômes des patients, les réactions aux traitements et autres observations pertinentes, l'infirmière fournit des données essentielles pour la recherche clinique.
    - **Suivi post-traitement** : Observations sur la durabilité des traitements, l'apparition d'effets secondaires ou la qualité de vie des patients.
- Liaison entre patients et chercheurs :
    - **Recrutement pour des études cliniques** : L'infirmière peut identifier des patients

susceptibles de bénéficier d'essais cliniques et les orienter vers ces opportunités.

- **Éducation et consentement** : Expliquer l'objectif, les bénéfices et les risques des études cliniques aux patients, tout en obtenant leur consentement éclairé.

- Conduite de projets de recherche infirmière :
  - **Identification des problématiques** : Sur la base de son expérience clinique, l'infirmière peut identifier des domaines nécessitant des recherches ou des améliorations.
  - **Élaboration et mise en œuvre de protocoles** : Conception de petites études pour tester, par exemple, de nouvelles procédures de soins ou des interventions éducatives.

- Participation aux études multidisciplinaires :
  - **Équipe de recherche** : Collaborer avec des médecins, des chercheurs, des pharmaciens et d'autres professionnels de santé.
  - **Apport d'une perspective clinique** : Partager des insights basés sur l'expérience quotidienne des soins pour améliorer la conception et la mise en œuvre des études.

- Publication et diffusion :
  - **Rédaction d'articles** : Partager les résultats de la recherche ou des revues de la littérature dans des revues spécialisées.
  - **Conférences et ateliers** : Présenter les découvertes à des pairs, participer à des débats et se tenir au courant des dernières avancées.

- Formation continue et spécialisation :
  - **Cours et certifications** : Suivre des formations spécifiques à la recherche en sciences infirmières.

- **Obtention de diplômes avancés** : Poursuivre des études supérieures pour se spécialiser davantage dans la recherche, comme une maîtrise ou un doctorat en sciences infirmières.
- Avocat de la recherche basée sur les preuves :
  - **Promotion des meilleures pratiques** : Veiller à ce que les soins administrés soient basés sur les preuves les plus récentes et solides.
  - **Feedback sur les protocoles existants** : Proposer des améliorations basées sur la recherche récente et les retours d'expérience.

Le rôle de l'infirmière dans la recherche est donc diversifié et essentiel. Que ce soit par la collecte de données, la conduite de projets, ou la diffusion de connaissances, l'infirmière est un acteur incontournable dans l'avancement de la recherche en Allergologie et Immunologie. Sa contribution garantit que la recherche est pertinente, centrée sur le patient et, surtout, transposable dans la pratique clinique quotidienne.

Les dernières découvertes marquantes et leur implication

L'Allergologie et l'Immunologie sont des domaines en constante évolution. La recherche y est florissante, conduisant régulièrement à des découvertes qui transforment la compréhension et la prise en charge des maladies allergiques et immunitaires. Voici certaines des avancées les plus significatives des dernières années et leurs implications pour la pratique clinique :

- **Microbiome et santé immunitaire** :
  Découverte : L'intestin abrite des billions de microbes (bactéries, virus, champignons) qui jouent un rôle

crucial dans la régulation de notre système immunitaire.

Implication : Ces découvertes remettent en question la manière dont les allergies et certaines maladies auto-immunes se développent, ouvrant la voie à des traitements basés sur la modulation du microbiome, tels que les probiotiques ou les greffes fécales.

- **Thérapies biologiques pour les maladies auto-immunes et allergiques :**
Découverte : Des médicaments ciblés, conçus pour bloquer les molécules spécifiques impliquées dans l'inflammation et la réponse immunitaire.

Implication : Ces médicaments offrent des traitements plus efficaces et moins toxiques pour des maladies telles que l'asthme sévère, la dermatite atopique, ou la polyarthrite rhumatoïde.

- **Traitement de l'anaphylaxie :**
Découverte : De nouveaux auto-injecteurs d'adrénaline, plus conviviaux, ainsi que des formations pour leur utilisation.

Implication : Une administration plus rapide et efficace de l'adrénaline en cas d'anaphylaxie, augmentant les chances de survie et diminuant les complications.

- **Désensibilisation aux allergènes alimentaires :**
Découverte : Protocoles d'immunothérapie orale permettant de désensibiliser progressivement les patients allergiques à certains aliments.

Implication : Les personnes atteintes d'allergies alimentaires sévères peuvent potentiellement être traitées pour augmenter leur tolérance à l'allergène, réduisant ainsi le risque de réactions graves.

- **Génétique des maladies immunitaires :**
Découverte : Identification de gènes spécifiques associés à des maladies immunitaires, comme les déficits immunitaires primaires.

Implication : Un diagnostic plus précoce et plus

précis, et la possibilité de thérapies géniques pour traiter certaines de ces conditions à l'avenir.

- **Immunothérapie en oncologie** :
Découverte : Utilisation du système immunitaire pour attaquer et éliminer les cellules cancéreuses.
Implication : Cette avancée a révolutionné le traitement de certains types de cancer, offrant des options thérapeutiques là où il y avait peu ou pas d'espoir.

L'impact de ces découvertes est vaste, offrant de nouvelles perspectives de traitement, améliorant la qualité de vie des patients et, dans certains cas, offrant une guérison. C'est un rappel du pouvoir de la recherche et de son importance dans le domaine médical, ainsi que du rôle essentiel des professionnels de santé, y compris les infirmières, dans la traduction de ces découvertes en soins bénéfiques pour les patients.

L'avenir de la recherche et les domaines émergents

L'Allergologie et l'Immunologie, en tant que domaines interconnectés de la médecine, continuent d'évoluer rapidement, et de nouveaux domaines de recherche sont constamment en train d'émerger. Ces domaines promettent d'amener de nouvelles compréhensions et de potentielles avancées thérapeutiques. Voici un aperçu de ce que l'avenir pourrait réserver à la recherche en Allergologie et Immunologie :

- Immunothérapie personnalisée :
  - *Domaine d'intérêt* : Adaptation des traitements immunothérapeutiques aux caractéristiques génétiques et immunologiques individuelles d'un patient.

- *Potentiel* : Offrir des traitements plus efficaces avec moins d'effets secondaires, conduisant à une meilleure qualité de vie.
- Neuro-immunologie :
  - *Domaine d'intérêt* : Étude des interactions entre le système nerveux et le système immunitaire.
  - *Potentiel* : Comprendre les liens entre stress, dépression et dysfonctionnements immunitaires, ouvrant des voies pour de nouvelles approches thérapeutiques.
- Épigénétique des maladies immunitaires :
  - *Domaine d'intérêt* : Comprendre comment les facteurs environnementaux modifient l'expression des gènes liés à la réponse immunitaire sans changer l'ADN lui-même.
  - *Potentiel* : Identifier de nouveaux mécanismes de maladies et de nouvelles cibles thérapeutiques.
- Microbiome et allergologie :
  - *Domaine d'intérêt* : Étudier comment les changements dans le microbiome peuvent influencer la prévalence et la sévérité des allergies.
  - *Potentiel* : Développer des interventions pour restaurer ou moduler le microbiome afin de prévenir ou traiter les allergies.
- Technologies CRISPR et édition génique :
  - *Domaine d'intérêt* : Utilisation des techniques d'édition génique pour corriger ou modifier les gènes responsables des désordres immunitaires.
  - *Potentiel* : Traiter des maladies génétiques à la racine, offrant potentiellement des cures pour des conditions actuellement incurables.
- Nanotechnologie en immunologie :
  - *Domaine d'intérêt* : Utilisation de nanoparticules pour administrer des

médicaments, des vaccins ou des agents modulateurs au système immunitaire.
- *Potentiel* : Augmenter l'efficacité des traitements tout en réduisant les effets secondaires.
- Immunologie de l'environnement :
  - *Domaine d'intérêt* : Comprendre l'impact des polluants, des toxines et des changements climatiques sur le système immunitaire.
  - *Potentiel* : Prévenir et traiter les maladies associées à des facteurs environnementaux.

Ces domaines émergents, parmi d'autres, définissent la frontière de la recherche en Allergologie et Immunologie. Les investissements continus dans ces domaines peuvent conduire à des découvertes transformationnelles, améliorant la prise en charge des patients à travers le monde. Pour les professionnels de santé, y compris les infirmières, rester informé de ces avancées est essentiel pour offrir des soins optimaux et guider les patients à travers le paysage complexe des options thérapeutiques.

Chapitre 12:
LA TRANSITION VERS D'AUTRES SPÉCIALITÉS OU POSTES AVANCÉS

L'infirmière praticienne en Allergologie et Immunologie

L'infirmière praticienne (IP) joue un rôle crucial dans la prise en charge des patients atteints de troubles allergiques et immunologiques. Sa formation avancée, combinée à sa capacité d'évaluation clinique et de gestion thérapeutique, fait de l'IP un maillon essentiel dans le continuum des soins offerts à ces patients.

- Définition et reconnaissance professionnelle :
  - *Origine et évolution du rôle de l'IP* : Une brève histoire du développement de cette profession.
  - *Cadre réglementaire* : Les critères d'éligibilité, de formation et de certification nécessaires pour exercer en tant qu'IP.
  - Distinction entre infirmière et infirmière praticienne : Clarification des compétences et des responsabilités.
- Compétences et formation :
  - *Formation académique* : Le cursus universitaire et les stages cliniques requis pour devenir IP en Allergologie et Immunologie.
  - *Formation continue* : L'importance de la mise à jour régulière des connaissances et des compétences.
- Domaines de compétence :
  - *Évaluation clinique avancée* : L'aptitude à effectuer des examens approfondis et à interpréter des résultats complexes.

- *Prescription thérapeutique* : L'habilité à initier, ajuster ou arrêter des traitements en collaboration avec des médecins.
- *Suivi et coordination des soins* : Assurer une continuité des soins pour les patients, en collaboration avec d'autres professionnels de santé.
- Rôle spécifique en Allergologie et Immunologie :
  - *Prise en charge des patients allergiques* : Évaluation, diagnostic, et suivi des patients présentant diverses allergies.
  - *Gestion des immunodéficiences* : Dépistage, suivi et orientation des patients ayant des défaillances immunitaires.
  - *Éducation thérapeutique* : Sensibilisation aux allergènes, administration des traitements et prévention des crises.
- Challenges et opportunités :
  - *Collaboration interprofessionnelle* : L'importance de travailler en synergie avec les médecins, les pharmaciens et autres professionnels de santé.
  - *Défis de la profession* : Les limites réglementaires, les obstacles à la reconnaissance professionnelle, et les challenges cliniques.
  - *Opportunités pour l'avenir* : L'extension du champ de pratique, la participation à la recherche clinique et l'apport en matière d'éducation médicale continue.
- Cas cliniques et témoignages :
  - Des histoires réelles illustrant le rôle de l'IP en Allergologie et Immunologie, mettant en évidence son impact sur l'amélioration des soins aux patients.

L'infirmière praticienne en Allergologie et Immunologie est un pilier dans la prise en charge des patients. Sa formation approfondie et ses compétences cliniques avancées lui permettent d'offrir des soins de haute qualité, de combler les lacunes dans les systèmes de santé, et de contribuer activement à l'évolution des pratiques médicales dans ce domaine spécialisé.

La transition vers l'enseignement ou la formation

La carrière d'une infirmière en Allergologie et Immunologie ne se limite pas aux soins directs aux patients. Avec l'expérience, beaucoup d'infirmières sont attirées par le monde de l'enseignement, cherchant à former la prochaine génération de professionnels de santé dans cette spécialité passionnante. Cette transition, bien que naturelle, nécessite une préparation et une réflexion spécifiques.

- Les motivations pour enseigner :
    - *Donner en retour* : Contribuer à la formation et au mentorat des futurs infirmiers.
    - *Satisfaction professionnelle* : Le plaisir de voir les étudiants évoluer et réussir.
    - *Stimulation intellectuelle* : Rester à jour avec les dernières recherches et avancées dans le domaine.
- Compétences et qualités requises :
    - *Excellence clinique* : Avoir une solide expérience et une connaissance approfondie de la spécialité.
    - *Compétences pédagogiques* : Savoir transmettre son savoir de manière efficace.
    - *Patience et empathie* : Comprendre les besoins individuels des étudiants et s'adapter à leurs rythmes d'apprentissage.

- Les différentes voies de l'enseignement :
    - *Enseignement académique* : Enseigner dans les institutions de formation en soins infirmiers ou les universités.
    - *Formation clinique* : Superviser et encadrer les étudiants lors de leurs stages sur le terrain.
    - *Ateliers et séminaires* : Organiser ou participer à des formations continues pour les professionnels en exercice.
- Préparation à la transition :
    - *Formations pédagogiques* : Acquérir les compétences d'enseignement nécessaires.
    - *Obtenir un mentor* : Bénéficier de l'expérience et des conseils d'un enseignant expérimenté.
    - *Se familiariser avec le monde académique* : Comprendre le fonctionnement des institutions d'enseignement et leurs attentes.
- Défis et récompenses de l'enseignement :
    - *Gestion de la diversité des étudiants* : Chaque étudiant est unique, avec ses propres forces, faiblesses et style d'apprentissage.
    - *Équilibre entre enseignement et pratique clinique* : Trouver le juste milieu entre rester actif en clinique et se consacrer à l'enseignement.
    - *Les joies de l'enseignement* : Les moments gratifiants lorsque les étudiants réussissent et font preuve de compétence.
- Perspectives d'avenir :
    - *Évolution dans la hiérarchie académique* : Devenir responsable de département ou de programme.
    - *Contribution à la recherche en éducation infirmière* : Participer à des études et publications liées à la pédagogie en sciences infirmières.

- *Développement professionnel continu* : Toujours chercher à améliorer ses méthodes et techniques d'enseignement.

La transition d'une infirmière vers le rôle d'enseignante est un chemin enrichissant qui offre de nombreuses opportunités de croissance professionnelle. En formant et en guidant la prochaine génération, ces infirmières éducatrices jouent un rôle essentiel dans l'évolution et l'amélioration continue de la profession infirmière.

L'infirmière chercheuse ou consultante

Avec l'évolution constante des connaissances médicales, la nécessité d'intégrer la recherche dans la pratique infirmière n'a jamais été aussi cruciale. De plus, avec la complexité croissante des soins de santé, il y a une demande accrue de consultants spécialisés pour orienter les pratiques et les politiques. L'infirmière ayant une expertise en Allergologie et Immunologie peut ainsi se diversifier en tant que chercheuse ou consultante.

- L'infirmière chercheuse :
  - *Définition du rôle* : Se consacre à la conception, à la mise en œuvre et à l'analyse d'études cliniques ou fondamentales.
  - *Importance de la recherche infirmière* : Contribuer à la base de connaissances pour améliorer la pratique clinique et les résultats pour les patients.
  - *Opportunités de recherche* : Études sur l'efficacité des interventions, la qualité des soins, l'éducation des patients, etc.
  - *Collaboration interdisciplinaire* : Travailler avec des médecins, des pharmaciens, des biologistes et d'autres professionnels.

- *Diffusion des résultats* : Publier dans des revues spécialisées, présenter lors de conférences, intégrer les découvertes à la formation continue.
- L'infirmière consultante :
  - *Définition du rôle* : Expertise clinique avancée pour guider les pratiques, développer des protocoles ou conseiller sur des situations cliniques complexes.
  - *Domaines de consultation* : Gestion des cas, politiques de soins, développement de programmes d'éducation pour les patients.
  - *Collaboration avec d'autres institutions* : Hôpitaux, cliniques, institutions éducatives, entreprises pharmaceutiques.
  - *Formation continue* : Assurer une mise à jour constante de ses connaissances pour offrir des conseils basés sur les dernières données probantes.
- Formation et compétences nécessaires :
  - *Formations spécialisées* : Diplômes avancés en recherche, épidémiologie, biostatistique ou autres domaines pertinents.
  - *Compétences analytiques* : Aptitude à concevoir des études, analyser des données et évaluer la littérature scientifique.
  - *Communication efficace* : Capacité à présenter des informations de manière claire, à rédiger des articles et à collaborer avec d'autres professionnels.
- Challenges et récompenses :
  - *Nécessité d'une pensée critique* : Remettre constamment en question les pratiques établies et chercher des améliorations.
  - *Équilibrer plusieurs rôles* : Naviguer entre la recherche, la consultation, la clinique et parfois l'enseignement.

- *Impact durable* : La satisfaction de contribuer à l'amélioration des soins, à l'évolution de la profession et à une meilleure qualité de vie pour les patients.
- Perspectives d'avenir :
  - *Opportunités de leadership* : Prendre des rôles de direction dans des institutions de recherche, des associations professionnelles ou des organismes de santé.
  - *Expansion du champ de consultation* : Avec l'évolution de la médecine, de nouvelles niches d'expertise émergent, nécessitant des consultants spécialisés.
  - *Contribution à la politique de santé* : Utiliser son expertise pour influencer les politiques et pratiques à l'échelle nationale ou internationale.

L'infirmière chercheuse ou consultante joue un rôle crucial en combinant une expertise clinique approfondie avec une vision élargie des soins de santé. En abordant les défis avec une approche fondée sur des données probantes, elle contribue à façonner l'avenir de la profession infirmière et à améliorer la qualité des soins pour tous les patients.

Compétences
et formations supplémentaires
pour la progression de carrière

Le monde de la santé est en constante évolution, et les infirmières en Allergologie et Immunologie doivent constamment se perfectionner et s'adapter. La progression de carrière nécessite souvent des compétences supplémentaires et des formations complémentaires pour répondre aux exigences changeantes du milieu et pour accéder à des postes de responsabilité ou de spécialisation accrue.

- Formations avancées :
    - *Master et doctorat en sciences infirmières* : Ces programmes offrent une formation approfondie en recherche, en leadership et en éducation.
    - *Certifications spécialisées* : Des certifications en Allergologie, Immunologie ou d'autres domaines connexes peuvent ajouter une reconnaissance formelle à une expertise spécifique.
    - *Formations courtes et ateliers* : Cela peut concerner des techniques nouvelles, des technologies émergentes ou des thématiques spécifiques comme l'éthique médicale ou la gestion du stress.
- Compétences en leadership et en gestion :
    - *Gestion d'équipe* : Savoir motiver, diriger et gérer une équipe d'infirmières ou de professionnels de santé.
    - *Gestion de projet* : Planifier, exécuter et évaluer des initiatives de soins ou des projets de recherche.
    - *Prise de décision stratégique* : Capacité à voir le tableau d'ensemble et à prendre des décisions éclairées pour le bien de l'institution ou du département.
- Compétences en communication :
    - *Présentation et formation* : Capacité à enseigner, à présenter des conférences ou à conduire des formations.
    - *Négociation* : Savoir communiquer efficacement pour obtenir des ressources ou pour collaborer avec d'autres départements.
    - *Communication interculturelle* : Avec la mondialisation des soins de santé, il est crucial

de comprendre et d'interagir efficacement avec des personnes de cultures diverses.

- Compétences technologiques :
  - *Informatique médicale* : Maîtriser les systèmes d'information de santé, les dossiers médicaux électroniques et les technologies connexes.
  - *Télémédecine* : Comprendre et utiliser efficacement les technologies de soins à distance, surtout avec l'évolution des consultations à distance.
  - *Analyse de données* : Avec l'importance croissante des données en santé, la capacité d'analyser et d'interpréter des données est essentielle.
- Développement personnel et bien-être :
  - *Gestion du stress* : Apprendre des techniques pour gérer le stress inhérent à la profession.
  - *Compétences en résilience* : Capacité à rebondir après des épreuves ou des défis.
  - *Développement de réseau* : Établir des relations professionnelles au sein et en dehors de sa spécialité pour élargir les horizons et saisir de nouvelles opportunités.

La progression de carrière pour une infirmière en Allergologie et Immunologie ne se limite pas à la maîtrise des compétences cliniques. Elle englobe une gamme variée de compétences interpersonnelles, technologiques et de gestion. En investissant continuellement dans le développement professionnel et en cherchant des opportunités de formation, l'infirmière peut non seulement exceller dans son rôle actuel, mais aussi ouvrir la voie à des opportunités de leadership et d'impact plus larges dans le monde de la santé.

Chapitre 13:
BILAN ET PROSPECTIVE

Où en sont l'Allergologie et Immunologie aujourd'hui?

L'Allergologie et l'Immunologie, deux disciplines étroitement liées, ont connu des avancées majeures au cours des dernières décennies, et leur importance s'est accrue dans le contexte médical actuel. Elles sont à l'avant-garde de la médecine moderne, répondant à des défis sanitaires complexes et à des besoins croissants en matière de soins spécialisés.

- Augmentation des cas d'allergies :
    - Dans le monde industrialisé, nous assistons à une augmentation significative des maladies allergiques. Les allergies respiratoires, alimentaires et cutanées sont devenues plus courantes, et des études suggèrent que les facteurs environnementaux, le mode de vie et même la microbiote intestinale pourraient jouer un rôle dans cette tendance.
- Évolution de la compréhension immunologique :
    - L'ère moderne de l'immunologie a vu des découvertes remarquables concernant le fonctionnement du système immunitaire. Les recherches sur les cellules T et B, les cytokines, ou encore les mécanismes d'auto-immunité ont permis une meilleure compréhension des maladies immunologiques.
- Immunothérapies avancées :
    - Le développement de traitements innovants, tels que les thérapies CAR-T pour certains cancers ou les inhibiteurs de points de contrôle

immunitaire, a révolutionné le traitement de maladies autrefois considérées comme incurables.

- Personnalisation des traitements :
  - Grâce à l'ère de la médecine génomique, les traitements peuvent être adaptés à la génétique et au profil immunologique de chaque patient, offrant des approches plus ciblées et efficaces.
- Interconnexion avec d'autres spécialités :
  - L'Allergologie et l'Immunologie ont des ramifications dans d'autres domaines médicaux, tels que la dermatologie, la pneumologie, la gastroentérologie et la rhumatologie, pour n'en nommer que quelques-uns. Cette convergence permet des approches thérapeutiques multidisciplinaires.
- Défis persistants :
  - Malgré les avancées, des défis demeurent. La prévalence croissante des allergies et des maladies auto-immunes, associée à des facteurs environnementaux et génétiques, requiert une recherche constante pour comprendre ces phénomènes.
- Impact de la pandémie de COVID-19 :
  - La pandémie a mis en lumière l'importance cruciale de l'immunologie. La compréhension de la réponse immunitaire au virus, le développement de vaccins en un temps record, et la gestion des complications immunologiques liées à la maladie ont renforcé l'importance de cette spécialité.
- Technologies émergentes :
  - L'intégration de l'intelligence artificielle, de la bio-informatique et des technologies de séquençage de nouvelle génération promet de révolutionner la façon dont nous comprenons

et traitons les maladies allergiques et immunologiques.

- Éducation et sensibilisation :
  - Il est devenu impératif d'éduquer le grand public sur les allergies, l'importance des vaccinations et la compréhension des mécanismes immunologiques pour combattre la désinformation et favoriser la prévention.

L'Allergologie et l'Immunologie se trouvent à un carrefour passionnant, combinant des avancées scientifiques de pointe, des traitements innovants et une importance clinique croissante. Avec l'évolution rapide de la science et de la technologie, l'avenir de ces disciplines est prometteur, bien qu'il soit également parsemé de défis qui nécessiteront persévérance, innovation et collaboration.

Les enjeux futurs pour la spécialité et pour les infirmières

L'Allergologie et l'Immunologie, comme la plupart des disciplines médicales, sont en constante évolution. Ces spécialités, étant au cœur de nombreux débats et découvertes médicales, sont confrontées à des enjeux d'avenir significatifs. Les infirmières, étant un maillon essentiel de la chaîne de soins, seront directement impactées et devront s'adapter à ces défis.

- Prise en charge croissante des allergies :
  - Avec l'augmentation mondiale des cas d'allergies, la demande pour des spécialistes et des infirmières formées en allergologie continuera à croître. Cela signifie une plus grande charge de travail, mais aussi la nécessité d'une formation continue pour rester à jour.

- Évolution technologique :
    - La technologie transforme la médecine. L'adoption de la télémédecine, la réalité virtuelle pour l'éducation des patients, ou les applications mobiles pour le suivi des traitements sont autant d'éléments auxquels les infirmières devront s'habituer.
- Complexité des nouveaux traitements :
    - Avec l'avènement de thérapies géniques, de biotechnologies et d'immunothérapies sophistiquées, les infirmières devront comprendre ces traitements en profondeur pour les administrer en toute sécurité et éduquer les patients.
- Éducation et prévention :
    - L'importance de la prévention des allergies et des maladies auto-immunes nécessitera que les infirmières jouent un rôle croissant dans l'éducation des patients et du grand public.
- Collaboration interdisciplinaire :
    - Avec l'interconnexion croissante de l'Allergologie et de l'Immunologie à d'autres spécialités, les infirmières devront travailler en étroite collaboration avec des professionnels d'autres disciplines, nécessitant des compétences en communication et en coordination.
- Éthique et consentement éclairé :
    - Les traitements futurs, en particulier ceux qui modifient génétiquement les cellules du patient, poseront des questions éthiques. Les infirmières devront être formées pour discuter de ces questions avec les patients et obtenir un consentement éclairé.
- Recherche clinique :
    - L'importance de la recherche dans l'évolution de la spécialité ne peut être sous-estimée. Les infirmières pourraient jouer un rôle plus actif,

non seulement en administrant des traitements expérimentaux, mais aussi en participant à la conception et à la mise en œuvre d'études cliniques.

- Défis globaux et environnementaux :
  - Les changements climatiques, la pollution et d'autres défis environnementaux influencent l'incidence des maladies allergiques et auto-immunes. Les infirmières doivent être conscientes de ces facteurs pour adapter leurs soins et conseils.
- Soutien émotionnel et psychologique :
  - Les patients atteints d'allergies sévères ou de maladies auto-immunes peuvent être confrontés à des défis émotionnels importants. Les infirmières devront renforcer leurs compétences en matière de soutien psychologique.
- Formation continue :
  - Face à l'évolution rapide de la médecine, la formation continue sera essentielle pour que les infirmières restent compétentes et à jour.

L'Allergologie et l'Immunologie, comme tout domaine médical en évolution rapide, offrent à la fois des opportunités et des défis pour les infirmières. En anticipant ces enjeux et en s'adaptant de manière proactive, les infirmières peuvent assurer une prise en charge optimale de leurs patients tout en renforçant leur propre carrière.

L'intégration des nouvelles technologies et approches

À l'intersection de la science, de la médecine et de la technologie, l'Allergologie et l'Immunologie ont été témoin d'une transformation sans précédent. Les infirmières, étant au premier plan de la prise en charge des patients, jouent un rôle central dans l'intégration et l'adoption de ces avancées. Comprendre comment ces technologies et approches nouvelles façonnent la pratique quotidienne est essentiel pour une prise en charge optimale.

- Télémédecine et consultations à distance :
  - **Définition** : Utilisation des technologies de communication pour fournir des soins à distance.
  - **Applications en Allergologie et Immunologie** : Suivi des patients, interprétation des tests à distance, éducation et conseils.
  - **Avantages** : Flexibilité, accessibilité pour les patients éloignés, réduction des coûts.
  - **Défis** : Confidentialité, qualité de l'interaction patient-soignant, limitations techniques.
- Applications mobiles et dispositifs portables :
  - **Surveillance en temps réel** : Des dispositifs qui surveillent et enregistrent les paramètres physiologiques, tels que les niveaux d'oxygène, la fréquence cardiaque ou les déclencheurs allergiques.
  - **Adhérence au traitement** : Applications rappelant les prises de médicaments, suivant les régimes ou les plans d'action pour les crises.
  - **Education et information** : Apps fournissant des informations actualisées sur les allergies, les alertes polliniques ou les nouvelles découvertes en immunologie.
- Réalité augmentée et virtuelle :
  - **Formation et éducation** : Simulation de situations cliniques pour la formation des infirmières ou pour l'éducation des patients.

- **Guidance pour des procédures** : Utilisation en temps réel pour guider certaines interventions ou tests.
- Intelligence artificielle (IA) et Machine Learning :
  - **Diagnostic assisté** : Analyse des symptômes, données cliniques, et résultats de tests pour suggérer des diagnostics potentiels.
  - **Personnalisation des traitements** : L'IA peut aider à prévoir la réponse d'un patient à un traitement spécifique ou à anticiper des effets secondaires.
- Génomique et médecine personnalisée :
  - **Tests génétiques** : Identifier des prédispositions génétiques aux allergies ou aux maladies auto-immunes.
  - **Traitement ciblé** : Adapter les traitements en fonction du profil génétique du patient.
- Approches collaboratives et interdisciplinaires :
  - **Plateformes en ligne** : Faciliter la communication entre spécialistes, infirmières, médecins généralistes, et autres professionnels de santé.
  - **Bases de données centralisées** : Rassembler et analyser les données des patients pour améliorer les protocoles de traitement et de suivi.
- Formation et mise à jour :
  - **E-learning** : Utilisation de plateformes en ligne pour la formation continue des infirmières.
  - **Webinaires et conférences virtuelles** : Accéder aux dernières recherches et discussions dans le domaine sans être physiquement présent.

Les nouvelles technologies et approches apportent des solutions prometteuses, mais elles nécessitent une formation adaptée et une réflexion éthique. Pour les infirmières, elles offrent l'opportunité d'améliorer la qualité des soins, d'optimiser le temps, et d'enrichir leurs compétences professionnelles.

Conseils pour les infirmières qui entament leur carrière dans cette spécialité

S'aventurer dans le domaine spécialisé de l'Allergologie et de l'Immunologie peut sembler intimidant au début, mais c'est une opportunité passionnante d'approfondir ses connaissances, de diversifier ses compétences et d'avoir un impact significatif sur la vie des patients. Voici quelques conseils pour celles et ceux qui débutent leur parcours :

- Formation continue :
    - **Mise à jour régulière** : Le monde de l'Allergologie et de l'Immunologie évolue rapidement. Assurez-vous de rester informé(e) des dernières avancées et recommandations.
    - **Ateliers et conférences** : Participez à des formations spécifiques pour enrichir vos compétences pratiques.
- Mentorat :
    - **Trouvez un mentor** : Bénéficier de l'expérience d'une infirmière senior peut être inestimable. Elle peut vous guider, répondre à vos questions et vous offrir un soutien moral.
- Réseau professionnel :
    - **Rejoindre des associations** : Les associations professionnelles peuvent offrir des opportunités de formation, de réseautage et d'accès à des ressources précieuses.

- **Échangez avec vos pairs** : Discuter avec d'autres infirmières peut vous aider à partager des expériences, des astuces et des conseils.
- Approche centrée sur le patient :
  - **Développez vos compétences en communication** : L'écoute active, l'empathie et la capacité à expliquer clairement les informations médicales sont essentielles.
  - **Éducation du patient** : Apprenez à éduquer vos patients sur leur condition, les traitements et la prévention.
- Gestion du stress :
  - **Prenez soin de vous** : L'épuisement professionnel est réel. Apprenez à reconnaître les signes et à prendre des pauses quand nécessaire.
  - **Demandez de l'aide** : Si vous vous sentez dépassé(e), parlez-en à un superviseur ou à un mentor.
- Organisation et efficacité :
  - **Gestion du temps** : Avec le nombre de patients et les responsabilités, il est crucial de bien gérer son temps.
  - **Documentation précise** : Assurez-vous de documenter avec précision et de manière exhaustive tous les soins et interactions.
- Éthique professionnelle :
  - **Confidentialité** : Respectez toujours la confidentialité du patient.
  - **Intégrité** : Agissez toujours dans le meilleur intérêt du patient et selon les directives médicales.
- Adaptabilité :
  - **Embrassez la technologie** : Avec l'avènement de nouvelles technologies, il est essentiel d'être flexible et d'apprendre à utiliser de nouveaux outils.

- Perspective à long terme :
    - **Planifiez votre carrière** : Réfléchissez à où vous souhaitez être dans 5, 10, 15 ans. Envisagez d'autres formations ou spécialisations si cela vous intéresse.
- Passion et dévouement :
    - **Souvenez-vous de votre motivation** : Les jours difficiles viendront, mais se rappeler pourquoi vous avez choisi cette voie peut vous aider à persévérer.

En démarrant avec détermination, ouverture d'esprit et une soif d'apprentissage, les infirmières en Allergologie et Immunologie peuvent s'épanouir dans une carrière à la fois gratifiante et impactante.

Chapitre 14:
L'INTERACTION AVEC
D'AUTRES SPÉCIALITÉS MÉDICALES

La collaboration avec la Dermatologie

L'Allergologie et l'Immunologie partagent une interface fascinante avec la Dermatologie, surtout lorsque l'on considère les maladies cutanées d'origine allergique ou immunologique. Cette interaction multidisciplinaire est non seulement cruciale pour un diagnostic précis, mais aussi pour offrir des soins intégrés et complets aux patients.

- Intersections des spécialités :
  - **Étiologie des affections cutanées** : De nombreuses affections cutanées, comme l'eczéma, l'urticaire ou le psoriasis, ont une composante allergique ou immunologique. Comprendre ces liens peut faciliter le diagnostic et le traitement.
  - **Manifestations cutanées des allergies systémiques** : Certaines allergies alimentaires ou médicamenteuses peuvent provoquer des symptômes dermatologiques.
- Rôle de l'infirmière en Allergologie et Immunologie :
  - **Interprétation des tests cutanés** : L'infirmière est souvent impliquée dans l'administration et l'interprétation des tests cutanés, et doit donc collaborer étroitement avec les dermatologues.
  - **Éducation du patient** : Informer les patients sur les liens entre leurs symptômes cutanés et possibles allergies ou déséquilibres immunitaires.

- Collaboration dans le diagnostic :
  - **Partage d'informations** : Les allergologues et immunologistes peuvent fournir des informations précieuses sur les antécédents allergiques d'un patient, aidant les dermatologues à identifier une étiologie possible.
  - **Dermatoses d'origine immunitaire** : Des maladies comme le lupus érythémateux disséminé ou la sclérodermie nécessitent une expertise conjointe en dermatologie et en immunologie.
- Traitement conjoint :
  - **Thérapies topiques et systémiques** : Pour certaines affections, un traitement à la fois topique (dermatologique) et systémique (allergologique ou immunologique) peut être nécessaire.
  - **Surveillance des effets secondaires** : Certains traitements immunosuppresseurs utilisés en dermatologie nécessitent une surveillance immunologique.
- Études de cas et revues :
  - **Réunions multidisciplinaires** : Les cas complexes peuvent bénéficier de réunions conjointes pour discuter des meilleures stratégies de prise en charge.
  - **Échanges sur les dernières recherches** : Les progrès dans un domaine peuvent influencer les pratiques de l'autre.
- Formation et sensibilisation :
  - **Programmes de formation conjoints** : Des ateliers ou des formations peuvent être organisés conjointement pour mieux informer sur les intersections des deux spécialités.

- **Sensibilisation du public** : Informer le public sur les liens entre allergies, immunologie et affections cutanées.
- Perspectives d'avenir :
  - **Recherche collaborative** : La recherche interdisciplinaire peut conduire à de nouvelles découvertes et améliorations dans le traitement des affections cutanées d'origine allergique ou immunologique.
  - **Développement de thérapies combinées** : L'avenir pourrait voir le développement de traitements qui combinent l'expertise en allergologie, immunologie et dermatologie.

La collaboration étroite entre l'Allergologie, l'Immunologie et la Dermatologie est non seulement souhaitable mais souvent nécessaire pour assurer une prise en charge holistique des patients. Pour l'infirmière, cette collaboration se traduit par une meilleure compréhension, une meilleure formation et, finalement, des soins plus complets pour le patient.

Les interactions avec la Pneumologie

L'Allergologie et l'Immunologie entretiennent des liens étroits avec la Pneumologie, car de nombreuses affections respiratoires ont une origine allergique ou immunologique. La compréhension de ces interactions est vitale pour diagnostiquer, traiter et gérer les maladies pulmonaires associées.

- Intersections des spécialités :
  - **Origine des affections respiratoires** : Des maladies telles que l'asthme, la bronchite allergique ou certaines pneumonies ont des

composantes allergiques ou immunologiques manifestes.

- **Manifestations respiratoires des désordres immunologiques** : Certaines pathologies immunitaires peuvent avoir des conséquences pulmonaires, comme dans le cas de la sarcoïdose.
- Rôle de l'infirmière en Allergologie et Immunologie :
  - **Interprétation des tests fonctionnels respiratoires** : L'infirmière joue souvent un rôle dans l'administration de tests tels que la spirométrie et doit donc collaborer étroitement avec les pneumologues.
  - **Éducation du patient** : Les patients doivent être informés des liens entre leurs symptômes respiratoires et d'éventuelles allergies ou déséquilibres immunitaires.
- Collaboration dans le diagnostic :
  - **Partage d'informations** : Les allergologues et immunologistes peuvent offrir des informations précieuses sur les antécédents allergiques d'un patient, éclairant les pneumologues sur une étiologie potentielle.
  - **Pathologies pulmonaires d'origine immunitaire** : La prise en charge de maladies telles que la pneumonie interstitielle liée à une maladie auto-immune nécessite une expertise à la fois en pneumologie et en immunologie.
- Traitement conjoint :
  - **Thérapies inhalées et systémiques** : Les maladies comme l'asthme peuvent nécessiter une combinaison de traitements inhalés et systémiques.
  - **Surveillance des effets secondaires** : Certains traitements immunomodulateurs utilisés pour les maladies pulmonaires peuvent nécessiter une surveillance immunologique.

- Études de cas et revues :
  - **Réunions multidisciplinaires** : Les cas complexes peuvent bénéficier de discussions conjointes pour élaborer les meilleures stratégies de prise en charge.
  - **Échanges sur les dernières recherches** : Les avancées dans un domaine peuvent directement influencer les pratiques de l'autre.
- Formation et sensibilisation :
  - **Programmes de formation conjoints** : Des séminaires ou ateliers peuvent être organisés pour enrichir les connaissances croisées entre pneumologie et allergologie-immunologie.
  - **Sensibilisation du public** : Éduquer le public sur la relation entre allergies, immunologie et affections pulmonaires.
- Perspectives d'avenir :
  - **Recherche collaborative** : La recherche conjointe peut aboutir à de nouvelles méthodes de diagnostic ou de traitement des maladies respiratoires liées aux allergies ou aux désordres immunitaires.
  - **Thérapies innovantes** : Les futures thérapies pourraient tirer parti de l'expertise combinée des pneumologues, allergologues et immunologistes.

La symbiose entre la Pneumologie, l'Allergologie et l'Immunologie est fondamentale pour une prise en charge optimale des patients. L'infirmière, à la croisée de ces spécialités, s'avère être un maillon essentiel, facilitant la communication et la coordination des soins entre les différents acteurs médicaux.

Travailler avec la Gastro-entérologie pour les allergies alimentaires

Les allergies alimentaires sont un domaine où l'Allergologie se croise étroitement avec la Gastro-entérologie. Les symptômes d'une allergie alimentaire peuvent se manifester à la fois sur le plan digestif et à d'autres niveaux de l'organisme. Une collaboration entre allergologues, immunologistes et gastro-entérologues est donc primordiale pour une prise en charge complète des patients.

- Contexte des allergies alimentaires :
  - **Symptômes** : Les manifestations d'une allergie alimentaire peuvent être variées, allant de simples démangeaisons buccales à des troubles digestifs, voire un choc anaphylactique.
  - **Fréquence** : Avec une augmentation des cas d'allergies alimentaires, la nécessité d'une approche multidisciplinaire est devenue plus pressante.
- Diagnostic conjoint :
  - **Anamnèse détaillée** : L'infirmière joue un rôle crucial dans la collecte d'informations précises sur les habitudes alimentaires du patient et les symptômes associés.
  - **Tests d'allergie** : Menés par l'allergologue pour déterminer les allergènes spécifiques.
  - **Examens gastro-entérologiques** : Réalisés par le gastro-entérologue pour identifier et évaluer les éventuels dommages ou inflammations du système digestif.
- Stratégies de traitement collaboratif :
  - **Éviction** : Éviter l'allergène en cause est souvent la première étape du traitement.

- **Médicaments** : Antihistaminiques, corticoïdes ou autres pour traiter les symptômes. En cas de troubles digestifs sévères, des traitements gastro-entérologiques spécifiques peuvent être nécessaires.
- **Éducation thérapeutique** : Les patients doivent apprendre à reconnaître et à éviter les aliments potentiellement dangereux, ainsi qu'à gérer les situations d'urgence.
- Approches interdisciplinaires :
  - **Études de cas conjointes** : Discussion de cas complexes entre spécialistes pour élaborer des stratégies de prise en charge optimales.
  - **Recherche et études** : Collaborer sur des études cliniques ou des recherches pour mieux comprendre les mécanismes des allergies alimentaires et élaborer de nouvelles méthodes de traitement.
- L'importance de la communication :
  - **Partage d'informations** : Assurer une communication fluide entre allergologues, gastro-entérologues et infirmières pour garantir que toutes les préoccupations du patient sont abordées.
  - **Coordination des soins** : L'infirmière, en tant que coordinatrice de soins, s'assure que le patient bénéficie d'une prise en charge holistique.
- Formation continue :
  - **Éducation conjointe** : Des formations et ateliers pour les professionnels peuvent aider à mieux comprendre les complexités des allergies alimentaires et leurs manifestations gastro-intestinales.
  - **Mise à jour des connaissances** : Avec les progrès de la recherche, les approches de prise en charge évoluent.

143

- Perspectives d'avenir :
  - **Thérapies innovantes** : Avec la progression de la recherche, de nouveaux traitements pour les allergies alimentaires pourraient émerger, nécessitant une collaboration étroite entre les spécialités pour leur mise en œuvre.

Le lien entre l'Allergologie et la Gastro-entérologie dans le contexte des allergies alimentaires est indéniable. Les infirmières, avec leur rôle central de coordination et de communication, sont essentielles pour garantir une prise en charge efficace et complète des patients touchés par ces allergies.

Allergologie et Immunologie en milieu pédiatrique

La prise en charge des enfants présentant des troubles allergiques et immunologiques présente des défis et des nuances spécifiques. Les enfants ne sont pas de simples « petits adultes » ; leurs systèmes immunitaires sont en développement, leurs comportements alimentaires diffèrent, et leurs environnements (notamment scolaires) imposent des contraintes particulières.

- Spécificités pédiatriques :
  - **Système immunitaire en développement** : Chez les enfants, le système immunitaire est encore en phase de maturation, rendant parfois le diagnostic et le traitement plus délicats.
  - **Présentation clinique différente** : Les symptômes des allergies et des troubles immunitaires peuvent varier selon l'âge du patient.

- Allergies courantes chez l'enfant :
  - **Allergies alimentaires** : Allergies au lait, aux œufs, aux arachides, et d'autres.
  - **Allergies respiratoires** : Asthme, rhinite allergique liée notamment aux acariens ou au pollen.
  - **Eczéma atopique** : Une affection cutanée courante chez les jeunes enfants.
- Tests et diagnostics spécifiques à la pédiatrie :
  - **Adaptation des tests cutanés** : Prendre en compte la sensibilité de la peau des enfants.
  - **Interprétation des tests sanguins** : Les valeurs normales peuvent différer selon l'âge.
- Approches thérapeutiques :
  - **Médicaments** : Adaptation des dosages, prise en compte des formes pédiatriques.
  - **Immunothérapie** : Détermination de l'âge approprié pour commencer, surveillance étroite des effets secondaires.
  - **Éducation thérapeutique** : Adapter l'information à l'âge de l'enfant, impliquer la famille.
- Défis psychosociaux :
  - **Adaptation scolaire** : Collaborer avec les établissements pour assurer la sécurité de l'enfant (allergies alimentaires, asthme).
  - **Soutien psychologique** : Aider l'enfant à gérer la peur, l'anxiété ou la stigmatisation liée à sa condition.
- Collaboration avec la famille :
  - **Éducation des parents** : Fournir des ressources et des formations pour aider les parents à gérer la condition de leur enfant au quotidien.
  - **Plan d'action en cas d'urgence** : Assurer que les parents, les gardiens et les enseignants sont bien informés et équipés.

- Transition vers les soins pour adultes :
  - **Préparation et éducation** : Préparer les adolescents à gérer leur condition de manière autonome.
  - **Coordination avec les services pour adultes** : Assurer une transition en douceur vers un autre spécialiste lorsque l'enfant atteint l'âge adulte.
- Recherche et avenir :
  - **Études pédiatriques** : Souligner l'importance de la recherche spécifique à la population pédiatrique.
  - **Nouveaux traitements et approches** : Suivre les progrès de la recherche pour offrir les meilleures options thérapeutiques aux enfants.

L'allergologie et l'immunologie pédiatriques nécessitent une compréhension approfondie des spécificités des enfants et une collaboration étroite avec leur environnement familial et scolaire. L'infirmière joue un rôle crucial dans cette prise en charge, servant de liaison entre les médecins, les parents, les éducateurs et, bien sûr, les jeunes patients eux-mêmes.

Chapitre 15:
ASPECTS NUTRITIONNELS EN ALLERGOLOGIE

L'impact de la nutrition sur le système immunitaire

La nutrition joue un rôle essentiel dans le maintien de la santé et du bien-être. Elle influence de nombreux aspects de la physiologie humaine, y compris le système immunitaire. Une nutrition adéquate peut renforcer les défenses naturelles de l'organisme, tandis qu'une malnutrition peut les affaiblir, rendant l'individu plus susceptible aux infections et à d'autres affections.

- Principes fondamentaux de la nutrition :
  - **Macronutriments** : Protéines, lipides, glucides – leur rôle et leur importance.
  - **Micronutriments** : Vitamines et minéraux essentiels pour le fonctionnement optimal du système immunitaire.
- Immunité et nutrition :
  - **Soutien de l'immunité innée** : Comment la nutrition influence les barrières physiques comme la peau et les muqueuses.
  - **Soutien de l'immunité adaptative** : Le rôle des nutriments dans la prolifération et la fonction des cellules T et B.
- Vitamines et minéraux clés pour l'immunité :
  - **Vitamine C** : Importance pour la santé des cellules immunitaires, sources alimentaires, et recommandations.

- **Vitamine D** : Rôle dans la modulation de l'immunité innée et adaptative, sources et recommandations.
- **Zinc** : Soutien à la fonction des cellules immunitaires, signes de carence, et sources alimentaires.
- **Sélénium, fer, cuivre** : Leur rôle dans l'immunité et comment les intégrer dans le régime.
- Aliments et composés bénéfiques :
  - **Probiotiques et prébiotiques** : Leur rôle dans le soutien de la santé intestinale et l'immunité.
  - **Antioxydants** : Comment ils protègent les cellules contre les dommages oxydatifs.
  - **Aliments anti-inflammatoires** : Les bénéfices des oméga-3, du curcuma, et d'autres composés.
- Malnutrition et immunité :
  - **Effets de la malnutrition** : Comment un apport nutritionnel insuffisant affaiblit le système immunitaire.
  - **Groupes à risque** : Enfants, personnes âgées, individus atteints de maladies chroniques.
- Régimes alimentaires spécifiques et immunité :
  - **Régime méditerranéen, végétarien, cétogène** : Avantages et précautions pour la santé immunitaire.
- Interactions médicamenteuses et nutrition :
  - **Médicaments immunosuppresseurs** : Comment ils peuvent affecter les besoins nutritionnels.
  - Interactions entre médicaments et aliments : Ce qu'il faut surveiller et éviter.

- Conseils pratiques pour un régime immunitaire renforcé :
    - **Planification de repas** : Intégrer des aliments riches en nutriments pour soutenir l'immunité.
    - **Suppléments** : Quand sont-ils nécessaires? Précautions à prendre.

La compréhension de la relation entre la nutrition et l'immunité est cruciale pour quiconque travaille dans le domaine médical. Une alimentation équilibrée et riche en nutriments est une des clés pour maintenir un système immunitaire robuste, et ainsi, aider à prévenir les maladies et à favoriser une récupération rapide lorsqu'elles surviennent. Pour les infirmières en Allergologie et Immunologie, cette connaissance peut être particulièrement pertinente lors de l'éducation thérapeutique des patients.

Diététique pour les patients allergiques

L'allergie alimentaire est une réaction indésirable du système immunitaire à un aliment ou à un composant alimentaire, généralement une protéine. La prise en charge diététique des patients allergiques est fondamentale pour prévenir les réactions, assurer une croissance et un développement adéquats, et maintenir une qualité de vie satisfaisante. Pour les infirmières en Allergologie, avoir une connaissance de base de la diététique peut être d'une aide inestimable dans l'éducation et le soutien des patients.

- Comprendre les allergènes alimentaires courants:
    - **Le "Big Eight"**: Les huit allergènes majeurs qui sont à l'origine de la majorité des réactions allergiques: lait, œufs, arachides, noix, soja, blé, poisson et crustacés.

- **Autres allergènes**: Graines de sésame, moutarde, sulfites, et autres.
- Diagnostiquer une allergie alimentaire:
  - **Symptômes courants**: Urticaire, œdème, troubles gastro-intestinaux, anaphylaxie.
  - **Tests diagnostiques**: Tests cutanés, tests sanguins, régime d'éviction.
- Conseils diététiques pour éviter les allergènes:
  - **Lecture des étiquettes**: Identifier les ingrédients potentiellement allergènes.
  - **Préparation des aliments**: Éviter la contamination croisée à la maison.
  - **Manger à l'extérieur**: Questions à poser au restaurant, attention aux buffets.
- Substituts alimentaires pour les allergènes courants:
  - **Substituts laitiers**: Laits à base de plantes, produits sans lactose.
  - **Substituts d'œufs**: Compotes de pommes, tofu soyeux, mélanges commerciaux.
  - **Substituts de gluten**: Farines sans gluten, xanthane et gomme de guar.
- Gestion nutritionnelle des allergies multiples:
  - **Planification des repas**: Assurer un apport nutritionnel équilibré malgré les restrictions.
  - **Suppléments**: Quand sont-ils nécessaires? Vitamines, minéraux.
- Soutien émotionnel et psychologique:
  - **Vivre avec des restrictions**: Acceptation, résilience, recherche de soutien.
  - Soutien pour les enfants et leurs familles: Ateliers, groupes de soutien, éducation.
- Sensibilisation et éducation:
  - **Sensibiliser l'entourage**: Famille, école, lieu de travail.
  - **Éduquer sur l'anaphylaxie**: Reconnaissance des symptômes, utilisation d'épipens, plan d'action d'urgence.

- Les tendances actuelles et les avancées en allergologie alimentaire:
    - **Thérapies émergentes**: Immunothérapie orale, patchs d'exposition.
    - **Recherche et espoirs futurs**: Vers une meilleure compréhension et des traitements plus efficaces.
- Ressources et références pour les patients:
    - **Organisations de soutien**: Associations dédiées aux allergies alimentaires.
    - **Applications et outils en ligne**: Aide à la gestion et à l'éducation sur les allergies.

Les infirmières en Allergologie et Immunologie jouent un rôle essentiel dans l'éducation des patients sur la diététique en relation avec les allergies. Les aider à comprendre leurs allergies, à éviter les allergènes, et à gérer leurs réactions, tout en s'assurant qu'ils reçoivent une nutrition adéquate, est essentiel pour leur bien-être global.

Supplémentation et immunothérapie

L'interaction entre la nutrition, la supplémentation et le système immunitaire est un domaine de recherche passionnant. Parallèlement, l'immunothérapie, qui modifie la réponse immunitaire pour traiter ou prévenir les maladies, est une révolution dans le traitement des allergies et d'autres affections. Les infirmières en Allergologie et Immunologie doivent donc connaître les intersections entre ces deux domaines.

- L'impact de la nutrition sur l'immunité:
    - **Rôle des nutriments**: Comment vitamines, minéraux et autres nutriments influencent la fonction immunitaire.

- **Carences nutritionnelles**: Comment elles peuvent affaiblir le système immunitaire et augmenter la susceptibilité aux maladies.
- Supplémentation pour soutenir l'immunité:
  - **Vitamine C et Zinc**: Leur rôle dans le renforcement de la barrière immunitaire.
  - **Probiotiques**: Comment ils peuvent moduler la réponse immunitaire et leur utilisation potentielle dans les allergies.
  - **Oméga-3**: Anti-inflammatoires naturels et leur impact sur les affections auto-immunes et allergiques.
  - **Sélection et sécurité**: Comment choisir un supplément et les précautions à prendre.
- L'immunothérapie allergénique:
  - **Principe de base**: Exposer progressivement le patient à l'allergène pour induire une tolérance.
  - **Types d'immunothérapies**: Sublinguale, subcutanée, patchs d'exposition.
  - **Sélection des patients**: Qui pourrait bénéficier de l'immunothérapie?
- Gestion des effets secondaires et des réactions:
  - **Effets secondaires courants**: Démangeaisons, gonflement, réactions plus graves.
  - **Surveillance et intervention**: Le rôle crucial de l'infirmière dans la détection et la gestion des réactions.
- L'avenir de l'immunothérapie:
  - **Nouvelles cibles**: Au-delà des allergènes courants, traitements pour les allergies alimentaires graves.
  - **Approches personnalisées**: Adapting treatments based on genetic and environmental factors.

- Supplémentation pendant l'immunothérapie:
  - **Potential interactions**: How certain supplements might affect the efficacy of immunotherapy.
  - **Supporting the immune system**: Supplements that might enhance the benefits of immunotherapy.
- Rôle éducatif de l'infirmière:
  - **Éducation des patients**: Informer sur l'immunothérapie, ses avantages et risques, et l'importance de la supplémentation adéquate.
  - **Sensibilisation du public**: Promouvoir une meilleure compréhension de l'immunothérapie et de la nutrition en tant qu'outils dans la prise en charge des allergies.

La combinaison de la supplémentation adéquate et de l'immunothérapie peut offrir une approche holistique de la prise en charge des allergies et d'autres affections immunitaires. Les infirmières en Allergologie et Immunologie sont en première ligne pour aider les patients à naviguer dans ces traitements, en fournissant des informations, du soutien et des soins spécialisés.

L'influence des régimes alimentaires actuels sur les allergies

Les habitudes alimentaires et les régimes tendances ont connu de nombreux changements au fil des décennies. Ces évolutions, en combinaison avec d'autres facteurs, peuvent avoir un impact sur l'incidence et la sévérité des allergies. Comprendre cette relation est crucial pour les infirmières en Allergologie et Immunologie, car elle offre des perspectives sur la prévention et la gestion des allergies alimentaires.

- L'évolution des régimes alimentaires:
  - **Régimes industriels modernes**: L'augmentation de la consommation d'aliments transformés, d'additifs, de conservateurs et de produits chimiques.
  - **Régimes à la mode**: Du sans gluten au végétalien, en passant par le régime paléo et le régime cétogène.
- Les additifs alimentaires et les allergies:
  - **Colorants et conservateurs**: Leurs rôles potentiels dans la sensibilisation et la réactivité allergénique.
  - **Émulsifiants et stabilisants**: Comment ils peuvent affecter la barrière intestinale et potentiellement contribuer à des réactions allergiques.
- L'hygiène excessive et le microbiote intestinal:
  - **Théorie de l'hygiène**: Comment vivre dans des environnements trop propres pourrait contribuer à une augmentation des allergies.
  - **Impact du régime sur le microbiote**: Comment les aliments que nous consommons influencent les bactéries intestinales et, par conséquent, notre réponse immunitaire.
- Allergies et régimes d'élimination:
  - **Régime sans gluten**: Impacts sur la santé intestinale et la sensibilité au blé.
  - **Régimes sans produits laitiers**: Leurs effets sur la tolérance au lactose et les allergies aux protéines du lait.
- Les carences nutritionnelles et la sensibilité allergique:
  - **Vitamine D**: Son rôle potentiel dans la modulation de la réponse immunitaire.
  - **Oméga-3**: Comment la diminution de la consommation d'acides gras oméga-3 dans

les régimes modernes peut contribuer à des réactions allergiques.

- Rôle éducatif de l'infirmière:
    - **Conseils diététiques pour les patients allergiques**: Éduquer sur l'importance de lire les étiquettes, de reconnaître les allergènes cachés et de comprendre les implications des choix alimentaires.
    - **Promotion d'une alimentation équilibrée**: Encourager une alimentation riche en fruits, légumes, grains entiers, et sources de protéines variées pour renforcer le système immunitaire.
- Recommandations pour les patients:
    - **Tests d'allergie alimentaire**: Quand et comment les faire, et leur interprétation.
    - **Adaptation du régime alimentaire**: Comment éviter les allergènes tout en garantissant une alimentation équilibrée et nutritive.

En fin de compte, l'alimentation joue un rôle crucial dans la santé globale et la fonction immunitaire. Les infirmières spécialisées en Allergologie et Immunologie ont l'opportunité unique d'éduquer et de guider les patients à travers les complexités des régimes modernes et leurs impacts potentiels sur les allergies.

Chapitre 16:
APPROCHES ALTERNATIVES ET COMPLÉMENTAIRES

La médecine traditionnelle face aux allergies et déficiences immunitaires

L'approche de la médecine traditionnelle en matière d'allergies et de déficiences immunitaires est un mélange riche et varié d'expériences, de croyances et de méthodes thérapeutiques développées au fil des siècles. De la médecine traditionnelle chinoise à l'ayurvéda indien, ces systèmes offrent des perspectives complémentaires, parfois utilisées en tandem avec la médecine moderne.

- Origines et philosophies:
    - **Médecine traditionnelle chinoise (MTC)**: Basée sur le concept d'équilibre entre le Yin et le Yang et la circulation du Qi (énergie vitale).
    - **Ayurveda**: L'ancien système médical indien axé sur l'équilibre des trois doshas : vata, pitta et kapha.
    - **Médecine traditionnelle africaine**: L'importance des ancêtres, des esprits et des herbes médicinales.
    - **Phytothérapie occidentale**: Utilisation des plantes médicinales basée sur l'expérience et la tradition.
- Approches diagnostiques:
    - **Pouls et langue en MTC**: Comment la palpation du pouls et l'examen de la langue peuvent indiquer des déséquilibres énergétiques.

- **Diagnostic par observation en Ayurveda**: Examiner la peau, les yeux, les ongles et d'autres signes physiques pour déterminer le dosha dominant et les déséquilibres.
- Traitements traditionnels pour les allergies:
  - **Acupuncture et moxibustion**: L'utilisation de fines aiguilles et de chaleur pour rééquilibrer le Qi et traiter les symptômes allergiques.
  - **Herbes et remèdes**: Comme le quercétin, le curcuma et d'autres plantes médicinales qui ont des propriétés anti-inflammatoires et antihistaminiques.
  - **Techniques de respiration et méditation**: Aide à la relaxation et à la réduction du stress, souvent utilisées en Ayurveda.
  - **Massages et thérapies corporelles**: Pour stimuler la circulation et faciliter la détoxification.
- Prise en charge des déficiences immunitaires:
  - **Tonifiants et adaptogènes**: Des herbes comme le ginseng, l'ashwagandha ou la racine d'astragale pour renforcer l'immunité.
  - **Diététique traditionnelle**: Aliments recommandés pour renforcer le système immunitaire, tels que la soupe de poulet, le bouillon d'os ou les aliments fermentés.
  - **Pratiques spirituelles et rituels**: Prières, méditations ou rituels pour équilibrer l'esprit et le corps.
- Limites et interactions:
  - **Interactions médicamenteuses**: Importance d'être conscient des interactions potentielles entre les remèdes traditionnels et les médicaments modernes.
  - **Recherche et preuves**: Tandis que certaines méthodes traditionnelles sont soutenues par la

157

recherche moderne, d'autres nécessitent une étude plus approfondie.

- L'infirmière en Allergologie et Immunologie face à la médecine traditionnelle:
  - **Communication ouverte**: Encourager les patients à partager les remèdes traditionnels qu'ils utilisent.
  - **Formation continue**: Se tenir informé des dernières recherches sur les traitements traditionnels et leur efficacité.

En embrassant les richesses de la médecine traditionnelle tout en respectant les principes de la médecine moderne, les infirmières en Allergologie et Immunologie peuvent offrir une prise en charge holistique et centrée sur le patient, répondant à la fois à ses besoins physiques et émotionnels.

L'homéopathie et l'Allergologie

L'homéopathie, une branche de la médecine alternative née au XVIIIe siècle, repose sur le principe de "similia similibus curentur" ou "le semblable guérit le semblable". En Allergologie, cette approche présente un certain intérêt, étant donné que les symptômes allergiques résultent souvent de la réaction du corps à des substances qui, à des concentrations plus élevées, pourraient causer des symptômes similaires chez une personne saine.

- Fondements de l'homéopathie:
  - **La loi des semblables**: La base philosophique qui sous-tend le principe que les substances qui provoquent des symptômes chez une personne saine peuvent, à des doses infinitésimales, guérir des symptômes similaires chez une personne malade.

- **Dilution et dynamisation**: Le processus unique de préparation des remèdes homéopathiques, où la substance originale est diluée de manière séquentielle et vigoureusement secouée ou "dynamisée".
- L'homéopathie dans le traitement des allergies:
  - **Allium cepa**: Souvent utilisé pour traiter les symptômes du rhume des foins ressemblant à ceux d'une exposition à des oignons, comme les larmoiements.
  - **Apis mellifica**: Pour les réactions allergiques qui ressemblent à des piqûres d'abeilles avec gonflement et démangeaisons.
  - **Euphrasia**: En cas de symptômes oculaires dominants lors d'allergies.
- Études et efficacité:
  - **Recherches actuelles**: Bien que certaines études suggèrent que l'homéopathie pourrait être efficace pour certaines conditions allergiques, la méthodologie et les résultats restent souvent controversés.
  - **Placebo et effet de l'homéopathie**: Discussion sur l'argument fréquent selon lequel l'effet de l'homéopathie pourrait être principalement placebo.
- L'infirmière face à l'homéopathie:
  - **Écoute et ouverture d'esprit**: Il est essentiel d'écouter les patients qui choisissent de suivre un traitement homéopathique et de les informer des bénéfices et des limites.
  - **Interactions et intégration**: Veiller à ce que les traitements homéopathiques ne contredisent pas d'autres traitements médicaux.
- Critiques et débats actuels:
  - **Scepticisme scientifique**: De nombreux experts estiment que l'homéopathie ne va pas

au-delà de l'effet placebo en raison de la haute dilution des remèdes.

- **Défenseurs de l'homéopathie**: Ils affirment que les mécanismes d'action de l'homéopathie ne sont pas encore pleinement compris, mais qu'ils offrent un réel bénéfice à de nombreux patients.
- Conclusion et futur de l'homéopathie en Allergologie:
  - L'évolution de la perception et de l'acceptation de l'homéopathie.
  - La nécessité d'études plus robustes et systématiques pour éclairer son rôle dans le traitement des allergies.

L'homéopathie en Allergologie est un domaine complexe qui combine tradition, philosophie et science. Il est crucial que les infirmières en Allergologie et Immunologie soient bien informées et ouvertes à cette approche pour offrir une prise en charge intégrative et centrée sur le patient.

Les approches naturopathiques et nutritionnelles

La naturopathie, une médecine traditionnelle et holistique, offre des outils complémentaires en matière de prévention et de prise en charge des allergies et des troubles immunitaires. Elle considère le patient dans sa globalité, intégrant le physique, le mental et l'environnement. L'accent est mis sur les approches naturelles, notamment nutritionnelles, pour renforcer le système immunitaire et traiter les déséquilibres.

- Fondements de la naturopathie:
  - **Principes de base**: La philosophie de la naturopathie vise à stimuler la capacité d'auto-

guérison du corps, en mettant l'accent sur la prévention.

- **Les six piliers**: Hygiène de vie, alimentation, psychologie, hydrologie, phytologie et manuelles techniques.

- Nutrition et allergies:
  - **Rôle de l'alimentation**: Comprendre comment ce que nous mangeons peut affecter notre système immunitaire et nos réactions allergiques.
  - **Aliments anti-inflammatoires**: Les bienfaits des oméga-3, des antioxydants et autres nutriments clés dans la modération des réponses allergiques.

- Gestion des allergies par la nutrition:
  - **Élimination et rotation**: Techniques pour identifier et gérer les allergies alimentaires.
  - **Probiotiques et santé intestinale**: L'importance d'un microbiome sain pour la modulation de la réponse immunitaire.

- Plantes et compléments en Allergologie:
  - **Quercétine, ortie et autres**: Leurs rôles potentiels dans la réduction des symptômes allergiques.
  - **Vitamine C et bioflavonoïdes**: Comment ils peuvent soutenir la fonction immunitaire et moduler la réaction allergique.

- L'infirmière face aux approches naturopathiques:
  - **Information et conseil**: Aider les patients à naviguer dans le vaste monde des remèdes naturels.
  - **Interactions et intégration**: Assurer une approche cohérente et sécuritaire entre traitements conventionnels et naturopathiques.

- Défis et critiques:
  - **Manque d'études robustes**: La nécessité d'une recherche plus approfondie sur l'efficacité des interventions naturopathiques.
  - **Risques potentiels**: Bien que naturels, certains remèdes peuvent présenter des risques d'interactions ou d'effets secondaires.
- Conclusion et perspectives d'avenir:
  - **Intégration croissante**: Avec une demande accrue de soins intégratifs, l'Allergologie et l'Immunologie pourraient voir une plus grande intégration des approches naturopathiques.
  - **Éducation continue pour les professionnels de santé**: La nécessité de formations pour comprendre, conseiller et intégrer ces approches dans la pratique clinique.

Le monde de la naturopathie offre un éventail d'outils pouvant compléter les traitements traditionnels en Allergologie et Immunologie. Les infirmières peuvent jouer un rôle pivot en informant, guidant et soutenant leurs patients dans l'exploration de ces méthodes complémentaires.

Efficacité, risques et recommandations

La pratique médicale évolue constamment avec l'arrivée de nouvelles données, thérapies et technologies. En Allergologie et Immunologie, les traitements doivent être basés sur des preuves scientifiques solides. Toutefois, la demande croissante d'approches intégratives et complémentaires nécessite une évaluation rigoureuse de leur efficacité et de leur sécurité.

- Évaluation de l'efficacité:
  - **L'importance des essais cliniques**: Comment ils fournissent une base solide pour évaluer l'efficacité des traitements.
  - **Méta-analyses et revues systématiques**: L'importance de regrouper les données pour obtenir des conclusions plus robustes.
- Risques associés aux traitements:
  - **Effets secondaires courants**: Identification et gestion des effets indésirables en Allergologie et Immunologie.
  - **Interactions médicamenteuses**: La nécessité de surveiller les interactions, surtout avec l'introduction de thérapies complémentaires.
- Recommandations cliniques basées sur les preuves:
  - **Guidelines**: Comment sont élaborées les recommandations cliniques et leur importance dans la pratique quotidienne.
  - **L'importance de la mise à jour constante**: Assurer que les recommandations reflètent les dernières découvertes et les standards d'excellence.
- Approches complémentaires et intégratives:
  - **Efficacité et sécurité**: L'évaluation des thérapies alternatives telles que la naturopathie, l'homéopathie, et autres.
  - **Intégration dans la pratique clinique**: Comment et quand incorporer ces méthodes en toute sécurité.
- La perspective du patient:
  - **Autonomie du patient et consentement éclairé**: Informer le patient des bénéfices et risques associés à chaque traitement.
  - **Comprendre les préférences et les croyances du patient**: Le rôle des croyances

culturelles et personnelles dans le choix des traitements.

- Formation et compétences des professionnels de santé:

    - **Mise à jour continue des connaissances**: L'importance de la formation continue pour rester à la pointe des avancées en Allergologie et Immunologie.

    - **Compétences en communication**: Comment discuter efficacement des options de traitement, des risques et des avantages avec les patients.

- Conclusion et perspectives d'avenir:

    - **Le futur de l'Allergologie et Immunologie**: L'impact potentiel des nouvelles découvertes et technologies sur l'efficacité et la sécurité des traitements.

    - **Éthique et intégrité dans la pratique**: Garantir que les traitements sont toujours basés sur des preuves solides, tout en respectant les souhaits et les droits des patients.

La balance entre efficacité et risque est au cœur de la pratique médicale. En Allergologie et Immunologie, il est essentiel que les infirmières soient bien informées, non seulement sur les traitements conventionnels, mais aussi sur les approches complémentaires, afin de fournir des soins intégrés et basés sur des preuves à leurs patients.

Chapitre 17:
ENJEUX ENVIRONNEMENTAUX ET ALLERGOLOGIE

Impact de la pollution sur l'augmentation des allergies

L'augmentation mondiale des maladies allergiques est une préoccupation croissante pour les professionnels de la santé et la société dans son ensemble. L'une des principales théories qui explique cette montée en flèche est l'impact de la pollution sur la santé respiratoire et immunologique. Comprendre cet impact permet non seulement de sensibiliser à la gravité du problème, mais également de développer des stratégies préventives et thérapeutiques plus efficaces.

- Introduction:
    - **Présentation des statistiques actuelles**: Augmentation des cas d'allergies au fil des décennies.
    - Liens entre urbanisation, industrialisation et allergies: Un aperçu global du problème.
- Polluants atmosphériques et leurs sources:
    - **Polluants primaires et secondaires**: Comprendre la différence et leur origine.
    - **Émissions industrielles, transports et agriculture**: Comment ces secteurs contribuent-ils à la pollution atmosphérique?
- Mécanismes biologiques sous-jacents:
    - **Réactions inflammatoires**: Comment les polluants peuvent déclencher ou exacerber des réactions allergiques.

- **Modification des allergènes**: La pollution peut-elle rendre certains allergènes plus réactifs ou virulents?
- Allergies respiratoires:
  - **Asthme**: L'impact de la pollution sur la prévalence et la sévérité de l'asthme.
  - **Rhinite allergique**: La corrélation entre la pollution et les symptômes du rhume des foins.
- Allergies cutanées et oculaires:
  - **Eczéma et urticaire**: Comment la pollution influence-t-elle ces affections?
  - **Conjonctivite allergique**: L'effet des polluants sur les yeux.
- Conséquences à long terme:
  - **Sensibilisation accrue**: L'exposition répétée peut-elle augmenter la sensibilité à certains allergènes?
  - **Complications associées**: L'impact sur d'autres maladies respiratoires ou systémiques.
- Stratégies préventives et thérapeutiques:
  - **Évitement et réduction de l'exposition**: Des conseils pratiques pour limiter l'impact de la pollution.
  - **Traitements médicamenteux**: Adapter les traitements en fonction du niveau de pollution.
- Politiques publiques et santé environnementale:
  - **Réglementations sur la qualité de l'air**: Le rôle des gouvernements dans la limitation de la pollution.
  - **Sensibilisation du public**: Éduquer la société sur les risques associés et promouvoir des comportements plus respectueux de l'environnement.
- Conclusion:
  - **La nécessité d'une action collective**: Face à une menace croissante, il est essentiel de

réunir les efforts pour lutter contre la pollution et ses effets sur la santé.

- L'avenir de l'Allergologie dans un monde en mutation: Réflexion sur les défis et opportunités à venir.

La pollution atmosphérique est une menace silencieuse qui influe grandement sur la prévalence et la sévérité des allergies. En tant qu'infirmières en Allergologie et Immunologie, il est essentiel d'être informé de cette corrélation, d'en comprendre les mécanismes et d'agir à la fois sur le plan clinique et préventif.

Allergies saisonnières et changements climatiques

Le changement climatique, avec ses modifications des températures et des schémas météorologiques, a des conséquences directes sur la santé humaine. Parmi celles-ci, l'impact sur les allergies saisonnières est particulièrement préoccupant. Les périodes de floraison s'allongent, les concentrations polliniques augmentent, et les régions traditionnellement exemptes de certains allergènes commencent à les présenter. Les professionnels de la santé en Allergologie et Immunologie sont en première ligne pour comprendre et traiter ces nouvelles réalités.

- Introduction:
  - Définition des allergies saisonnières : Rappel de ce qu'elles englobent.
  - **Évolution du climat** : Comment notre planète change et pourquoi cela compte.
- Impact des températures sur les allergènes:

- **Allongement des saisons polliniques** : Comment le réchauffement prolonge la durée de floraison des plantes allergènes.
- **Augmentation des concentrations polliniques** : Plus de CO2, plus de pollen.
- Migration des allergènes:
  - **Nouveaux territoires** : Des zones auparavant non touchées voient désormais des plantes allergènes s'établir.
  - **Allergènes en altitude** : Les montagnes ne sont plus des refuges.
- Impact sur la santé publique:
  - **Augmentation de la prévalence** : Plus de personnes allergiques qu'auparavant.
  - **Aggravation des symptômes** : Les réactions peuvent être plus intenses.
- Changements dans les schémas d'exposition:
  - **Expositions multiples** : La coexistence de différents allergènes en une seule saison.
  - **Phénomènes météorologiques extrêmes** : Comment les tempêtes de pollen et autres phénomènes affectent les patients.
- Stratégies d'adaptation pour les professionnels de la santé:
  - **Mise à jour des protocoles** : Adaptation des tests et traitements aux nouveaux allergènes.
  - **Éducation thérapeutique du patient** : Informer les patients sur les nouveaux risques et comment les gérer.
- Prévention et surveillance:
  - **Surveillance des pollens** : Utilisation de la technologie pour prédire et informer sur les concentrations polliniques.
  - **Conseils aux patients** : Comment éviter l'exposition pendant les pics polliniques.
- Recherche et innovation:

- **Études épidémiologiques** : Suivre l'évolution des allergies à l'échelle globale.
  - **Développement de traitements ciblés** : L'importance de la recherche pour s'adapter aux nouveaux défis.
- Conclusion:
  - **Un appel à l'action** : La nécessité d'une action conjointe des professionnels de la santé, des gouvernements et de la société civile.
  - **L'avenir des allergies saisonnières** : Projections et préparations pour les décennies à venir.

Avec le changement climatique comme toile de fond, l'Allergologie et l'Immunologie doivent évoluer rapidement pour répondre aux besoins changeants des patients. Les infirmières, en tant que point de contact essentiel pour de nombreux patients, ont un rôle crucial à jouer pour aider à naviguer dans cette réalité changeante.

Habitat et allergènes domestiques

La maison, lieu de repos et de sécurité, peut paradoxalement devenir une source d'exposition à de nombreux allergènes. Des acariens aux moisissures, en passant par les poils d'animaux domestiques, l'habitat recèle de nombreux pièges pour les personnes allergiques. Pour les professionnels de l'Allergologie et de l'Immunologie, il est essentiel de comprendre l'environnement domestique de leurs patients et de les conseiller sur la manière de minimiser les risques.

- Introduction:
  - **L'importance de l'habitat dans la santé** : Comment l'environnement domestique influence la santé.
  - **Définition des allergènes domestiques** : Présentation des principaux coupables.
- Les acariens:
  - **Biology et habitats favoris** : Où et pourquoi ils prospèrent.
  - Symptômes associés et diagnostics.
  - **Stratégies de prévention et de contrôle** : De la literie anti-acariens à l'hygrométrie adaptée.
- Les poils et squames d'animaux:
  - **Animaux couramment associés** : Chiens, chats, oiseaux, etc.
  - Reconnaître et gérer une allergie : Tests et symptômes.
  - **Vivre avec des animaux de compagnie** : Conseils pour minimiser l'exposition.
- Moisissures et champignons:
  - **Où les trouve-t-on ?** : Zones d'humidité, caves, salles de bains...
  - Problèmes de santé associés.
  - **Prévention et traitement de l'habitat** : Aération, déshumidificateurs, produits anti-moisissures.
- Allergènes dans la cuisine:
  - **Insectes et nuisibles** : Blattes et autres insectes communs.
  - **Stockage des aliments** : Comment éviter les infestations et les allergènes associés.
- Produits ménagers et allergie:
  - **Composés irritants courants** : Parfums, détergents, désinfectants.

- **Sélection et utilisation de produits sûrs** : Opter pour des produits hypoallergéniques, lire les étiquettes.
- Plantes d'intérieur et allergies:
    - Plantes couramment allergisantes.
    - **Avantages des plantes pour la qualité de l'air** : Comment certaines plantes peuvent purifier l'air.
- Aménagement de l'habitat pour les allergiques:
    - **Matériaux et meubles** : Choisir des matériaux non allergisants.
    - **Ventilation et filtration de l'air** : Systèmes de purification, filtres HEPA.
- Mesures de prévention générales:
    - **Routine de nettoyage** : Fréquence, outils et techniques adaptées.
    - **Éducation des patients** : Importance de l'information et de la sensibilisation.
- Conclusion:
- **Un environnement adapté pour tous** : L'importance d'un habitat sain pour la qualité de vie.
- **Rôle du professionnel de santé** : Accompagner, conseiller et éduquer le patient.

La maîtrise des allergènes domestiques est un élément essentiel de la prise en charge des allergies. En comprenant l'habitat du patient et en l'aidant à mettre en place des mesures préventives, les infirmières peuvent contribuer de manière significative à améliorer sa qualité de vie.

Conseils pour une vie saine
dans un environnement allergène

Dans un monde où les allergènes sont omniprésents, vivre une vie saine et épanouissante peut sembler comme naviguer à travers un champ de mines pour ceux qui sont sensibles. Cependant, avec une connaissance appropriée et une attitude proactive, il est tout à fait possible de mener une vie pleine tout en gérant efficacement ses allergies.
Voici un guide pour aider les individus à évoluer sereinement dans un environnement riche en allergènes.

- Prise de conscience et éducation:
    - **Comprendre ses allergies** : Importance des tests d'allergie et des bilans réguliers.
    - **Se tenir informé** : Restez à jour sur les recherches, les nouveaux traitements et les prévisions saisonnières.
- Habitation saine:
    - **Choisir le bon lieu de vie** : Recherche d'une zone avec moins d'allergènes spécifiques.
    - **Purificateurs d'air** : Investir dans des systèmes de qualité pour filtrer les allergènes.
    - **Entretien régulier** : Nettoyer, aspirer, et aérer pour réduire la présence d'allergènes.
- Alimentation consciente:
    - **Lire les étiquettes** : Évitez les allergènes cachés dans les produits transformés.
    - **Préparation maison** : Contrôler les ingrédients et les méthodes de cuisson.
    - **Être vigilant au restaurant** : Communiquer clairement les allergies au personnel.
- Voyages et sorties:
    - **Recherche préalable** : Vérifier la présence d'allergènes potentiels dans la destination choisie.

172

- **Kit d'urgence** : Toujours emporter des médicaments et des traitements d'urgence.
- **Logements adaptés** : Chercher des hôtels ou des hébergements qui tiennent compte des allergies.
- Gestion du stress:
  - **Lien entre stress et symptômes allergiques** : Comprendre comment le stress peut exacerber les allergies.
  - **Techniques de relaxation** : Méditation, yoga, respiration profonde pour maintenir un équilibre émotionnel.
- Mode de vie actif et sécurisé:
  - **Sports et activités en plein air** : Choisir des moments où les niveaux d'allergènes sont bas.
  - **Gymnases et clubs sportifs** : Vérifier la qualité de l'air et la propreté des installations.
- Relations et vie sociale:
  - **Communication ouverte** : Informer amis et famille de ses allergies.
  - **Participation à des groupes de soutien** : Partager des expériences et des astuces avec d'autres personnes allergiques.
- Carrière et environnement de travail:
  - **Choisir un lieu de travail sain** : Éviter les espaces confinés ou poussiéreux.
  - **Adapter son espace** : Des plantes purifiantes, des purificateurs d'air et des pauses régulières pour aérer.
- Technologie à la rescousse:
  - **Applications et gadgets** : Utiliser des outils technologiques pour surveiller et gérer les allergies.
  - **Télémédecine** : Consulter des spécialistes à distance, surtout lors de déplacements ou voyages.

- S'épanouir malgré tout:
- **Célébrer les petites victoires** : Reconnaître les moments sans symptômes et les progrès réalisés.
- **Adopter une attitude positive** : Focus sur ce qui est possible plutôt que sur les restrictions.

Avec une stratégie bien pensée, une vie saine dans un environnement allergène est tout à fait réalisable. Il s'agit de combiner la préparation, l'éducation, et une approche proactive pour minimiser les risques tout en maximisant la qualité de vie.

Chapitre 18:
TECHNOLOGIES DE L'INFORMATION EN ALLERGOLOGIE ET IMMUNOLOGIE

Les dossiers médicaux électroniques et leur utilité

Le dossier médical électronique (DME) représente une transformation majeure dans le domaine de la santé, changeant la manière dont les professionnels accèdent, stockent et partagent les informations sur les patients. Abordant ses avantages et défis, cette section met en lumière l'importance des DME dans la pratique médicale moderne.

- Qu'est-ce qu'un DME?
    - **Définition**: Un DME est un enregistrement numérique des informations de santé d'un patient.
    - **Évolution**: Du papier à la numérisation - comprendre comment le DME est né de la nécessité d'améliorer l'efficacité et la précision.
- Avantages du DME:
    - **Accès rapide**: Les données peuvent être retrouvées instantanément, facilitant ainsi le diagnostic et le traitement.
    - **Partage simplifié**: Les professionnels de la santé peuvent partager des informations cruciales, favorisant une prise en charge multidisciplinaire.
    - **Réduction des erreurs**: Moins d'erreurs dues à la mauvaise lecture de l'écriture manuscrite ou à la perte de dossiers.

- **Optimisation de la gestion**: Suivi des vaccinations, rappels pour les tests de dépistage, et gestion des prescriptions.
- Les DME en Allergologie et Immunologie:
  - **Suivi des tests d'allergie**: Enregistrer et comparer facilement les résultats des tests cutanés ou sanguins.
  - **Gestion des traitements**: Suivi des immunothérapies, des traitements biologiques et des effets secondaires associés.
- Sécurité et confidentialité:
  - **Protéger les données sensibles**: Mécanismes de sécurité pour prévenir les accès non autorisés.
  - **Respect des normes réglementaires**: Assurer la conformité avec les lois sur la protection de la vie privée.
- Intégration avec d'autres systèmes:
  - **Interconnectivité**: Liaison avec les laboratoires, les pharmacies, et d'autres établissements de soins.
  - **Télémédecine**: Facilitation des consultations à distance grâce aux données accessibles en ligne.
- Défis et obstacles:
  - **Coûts initiaux**: Investissement en matériel, logiciel et formation.
  - **Résistance au changement**: L'adoption par le personnel peut nécessiter une période d'adaptation.
  - **Mises à jour et maintenance**: Nécessité d'une veille technologique continue.
- Formation et compétence:
  - **Apprendre à utiliser le DME**: Importance de former le personnel à l'utilisation efficace du système.

- **Optimisation de l'utilisation**: Exploiter pleinement les fonctionnalités pour améliorer les soins.
- L'avenir des DME:
  - **Innovations technologiques**: Intelligence artificielle, apprentissage automatique, et autres avancées.
  - **Standardisation**: Harmonisation des systèmes pour une meilleure interopérabilité à l'échelle nationale et internationale.

Les dossiers médicaux électroniques ont révolutionné la manière dont les soins sont dispensés, offrant rapidité, efficacité, et précision. Pour les infirmières en Allergologie et Immunologie, ils sont un outil précieux, permettant de suivre les patients de manière détaillée et de garantir la meilleure qualité de soins possible.

Applications et plateformes numériques pour le suivi des patients

L'avènement de la technologie a profondément transformé le paysage médical, en particulier dans le domaine de l'Allergologie et de l'Immunologie. Des applications et des plateformes numériques dédiées offrent désormais des possibilités inédites pour le suivi des patients, rendant les soins plus accessibles, personnalisés et efficaces.

- Introduction aux applications médicales:
  - **Définition et objectifs**: Comprendre ce qu'est une application médicale et comment elle facilite le suivi des patients.
  - **Évolution et adoption**: Comment les applications ont-elles gagné en popularité et comment sont-elles intégrées à la pratique médicale quotidienne ?

- Applications pour le suivi des allergies:
  - **Journal d'allergies**: Permet aux patients d'enregistrer leurs symptômes, leurs déclencheurs, et les médicaments pris.
  - **Alertes polliniques**: Informe les patients sur les niveaux de pollen dans leur région et offre des conseils pour minimiser l'exposition.
- Plateformes de télémédecine:
  - **Consultations virtuelles**: Rencontrer un spécialiste sans se déplacer, ce qui est essentiel pour ceux vivant dans des zones éloignées.
  - **Surveillance à distance**: Permet aux médecins de suivre les signes vitaux et les symptômes des patients en temps réel.
- Applications de gestion de médicaments:
  - **Rappels de médication**: Aide les patients à respecter leur régime médicamenteux.
  - **Information sur les médicaments**: Informe les patients sur les effets secondaires, les interactions et d'autres détails importants.
- Plateformes pour l'éducation thérapeutique:
  - **Vidéos et tutoriels**: Formations sur l'auto-injection, la reconnaissance des signes d'anaphylaxie, etc.
  - **Modules d'éducation**: Apprendre davantage sur les allergies, l'immunologie et la prévention.
- Intégration avec les dossiers médicaux électroniques:
  - **Accès aux données**: Les patients peuvent consulter leurs résultats de tests, prescriptions, et historiques médicaux.
  - **Communication améliorée**: Facilite la communication entre les patients et les professionnels de santé.

- Confidentialité et sécurité:
    - **Protection des données**: Comprendre les protocoles de sécurité en place pour protéger les informations sensibles.
    - **Consentement éclairé**: Assurer que les patients comprennent comment leurs données sont utilisées.
- Perspectives futures et innovations:
    - **Intelligence artificielle et machine learning**: Comment ces technologies peuvent-elles être utilisées pour améliorer le diagnostic et le traitement ?
    - **Réalité augmentée et réalité virtuelle**: Utilisation potentielle pour la formation ou pour aider les patients à comprendre leurs conditions.
- Conseils pour choisir la bonne application:
    - **Évaluation des besoins**: Choisir une application adaptée aux besoins spécifiques du patient ou du professionnel.
    - **Critiques et recommandations**: Utiliser les avis des pairs et des utilisateurs pour évaluer la pertinence d'une application.

L'utilisation des applications et des plateformes numériques en Allergologie et Immunologie a le potentiel de transformer la manière dont les soins sont dispensés. Ces outils offrent non seulement une commodité, mais aussi une capacité accrue à personnaliser les soins, à éduquer et à impliquer les patients dans leur propre santé. Dans une ère de médecine de plus en plus numérisée, rester à la pointe de ces innovations est essentiel pour offrir des soins optimaux.

Télémédecine et soins à distance

La télémédecine est devenue une partie incontournable de la médecine moderne, offrant une flexibilité et une accessibilité sans précédent aux soins médicaux. Dans le domaine de l'Allergologie et de l'Immunologie, elle ouvre des horizons pour une prise en charge optimisée, en transcendant les barrières géographiques et temporelles.

- Comprendre la télémédecine:
    - **Définition**: Qu'est-ce que la télémédecine et comment diffère-t-elle des soins traditionnels?
    - **Historique**: Un bref aperçu de l'évolution de la télémédecine et de son adoption croissante.
- Les avantages de la télémédecine:
    - **Accessibilité**: Briser les barrières géographiques, permettant aux patients éloignés d'accéder aux spécialistes.
    - **Efficacité**: Réduction des temps d'attente, des déplacements et optimisation de la gestion des rendez-vous.
- Applications spécifiques en Allergologie et Immunologie:
    - **Consultations à distance**: Discussion des symptômes, des traitements et suivi des patients allergiques ou immunodéprimés.
    - **Éducation thérapeutique**: Utilisation de plateformes numériques pour instruire les patients sur leur condition, les préventions, et la gestion des crises.
- Technologies associées:
    - **Plateformes de vidéoconférence**: Outils dédiés à la consultation virtuelle sécurisée.
    - **Dispositifs de surveillance à distance**: Moniteurs permettant de suivre les signes vitaux ou d'autres paramètres pertinents à distance.

- Défis et préoccupations:
  - **Confidentialité et sécurité**: Garantir la protection des informations médicales sensibles.
  - **Limitations cliniques**: Reconnaître quand une consultation en personne est nécessaire.
- Formation et compétences pour les infirmières:
  - **Maîtrise des outils technologiques**: Acquérir une familiarité avec les logiciels et équipements utilisés.
  - **Compétences en communication**: Assurer une communication claire et efficace à travers un écran.
- Intégration de la télémédecine dans le parcours de soins:
  - **Coordination avec les soins traditionnels**: Comment les consultations virtuelles s'intègrent-elles dans un plan de soins global?
  - **Gestion des dossiers médicaux électroniques**: Assurer une transition fluide des informations entre les consultations en personne et à distance.
- Perspectives d'avenir:
  - **Innovations technologiques**: Quelles sont les prochaines étapes en matière de télémédecine et comment influenceront-elles la prise en charge des patients ?
  - **Acceptation et adoption**: Les défis et opportunités associés à la généralisation de la télémédecine.

La télémédecine en Allergologie et Immunologie offre une opportunité incroyable de fournir des soins de haute qualité de manière plus accessible et flexible. Cependant, comme avec toute avancée technologique, elle doit être abordée avec prudence, en s'assurant que les normes cliniques sont maintenues et que les informations des patients sont traitées avec le plus haut degré de confidentialité et de sécurité. En équilibrant ces considérations, les infirmières peuvent aider à façonner un avenir où les soins sont à la fois personnalisés et universellement accessibles.

Innovations technologiques et leur potentiel pour l'avenir

L'Allergologie et l'Immunologie, comme d'autres disciplines médicales, ont connu des avancées technologiques majeures au cours des dernières décennies. Ces innovations ont non seulement remodelé la pratique clinique, mais ont également élargi notre compréhension des mécanismes sous-jacents des maladies allergiques et immunologiques.

- La technologie au service du diagnostic:
  - **Détecteurs d'allergènes**: Nouveaux dispositifs portables permettant de détecter des allergènes dans l'environnement en temps réel.
  - **Analyse moléculaire**: Les tests moléculaires offrent une compréhension détaillée des allergènes spécifiques impliqués, permettant un diagnostic plus précis.
- L'imagerie avancée:
  - **Imagerie par résonance magnétique fonctionnelle (IRMf)**: Utilisée pour étudier les réactions du cerveau face à des allergènes et pour comprendre la douleur dans les maladies auto-immunes.
  - **Tomographie par émission de positons (TEP)**: Utile pour étudier l'inflammation dans diverses maladies immunologiques.

- Thérapies ciblées et personnalisées:
  - **Immunothérapies ciblées**: Utilisation de biothérapies, y compris les anticorps monoclonaux, pour traiter spécifiquement certaines maladies allergiques et auto-immunes.
  - **Thérapie génique**: Pour les déficits immunitaires héréditaires, offrant un potentiel de traitement curatif.
- Technologie portative et suivi des patients:
  - **Dispositifs de surveillance à domicile**: Moniteurs portables qui permettent aux patients de suivre leur état de santé, comme les débitmètres de pointe pour l'asthme.
  - **Applications mobiles**: Pour le suivi des symptômes, la gestion des médicaments et la connexion avec les professionnels de santé.
- Intelligence artificielle (IA) et big data:
  - **Algorithmes prédictifs**: Utilisant les bases de données pour prédire les crises allergiques ou les exacerbations des maladies immunologiques.
  - **Aide au diagnostic**: Systèmes d'IA qui analysent les symptômes et les résultats des tests pour aider au diagnostic.
- Télé-allergologie et plateformes numériques:
  - **Consultations virtuelles**: Utilisation de la télémédecine pour évaluer et gérer les patients.
  - **Plateformes d'éducation pour patients**: Utilisation de la réalité virtuelle ou augmentée pour éduquer sur les allergies et l'immunologie.
- Biomatériaux et dispositifs d'administration de médicaments:
  - **Patchs d'immunothérapie**: Offrant une alternative moins invasive aux injections.

- Systèmes d'administration de médicaments à libération prolongée: Pour assurer la délivrance constante de médicaments.
- L'avenir des innovations:
  - **Recherche et développement**: Zones prometteuses d'innovation en Allergologie et Immunologie.
  - **Intégration des technologies**: Les défis et opportunités associés à l'intégration de nouvelles technologies dans la pratique clinique.

Avec l'évolution rapide des technologies médicales, l'Allergologie et l'Immunologie se tiennent à la pointe des avancées cliniques. Ces innovations, tout en offrant de nouvelles méthodes de diagnostic et de traitement, exigent également une formation continue des professionnels de santé pour garantir une utilisation optimale et sécurisée. L'avenir promet une médecine plus personnalisée, plus précise et plus préventive pour les patients souffrant d'affections allergiques et immunologiques.

Chapitre 19:
ASPECTS ÉDUCATIFS
ET SENSIBILISATION

Sensibilisation du public aux allergies et maladies immunologiques

La sensibilisation du public aux allergies et aux maladies immunologiques est essentielle pour garantir la sécurité, le bien-être et la compréhension générale de ces affections souvent mal comprises. Bien que la prévalence des allergies et des maladies immunologiques augmente dans le monde entier, de nombreux mythes et malentendus persistent, rendant la sensibilisation d'autant plus cruciale.

- Pourquoi la sensibilisation est-elle importante?
    - **Prévention des crises**: Comprendre les signes et les symptômes des réactions allergiques peut aider à prévenir une crise grave, comme l'anaphylaxie.
    - **Réduction de la stigmatisation**: Une meilleure compréhension de ces affections peut aider à réduire la stigmatisation ou la méconnaissance associée aux allergies et aux maladies immunologiques.
    - **Éducation des patients et des proches**: Sensibiliser les personnes concernées et leur entourage les aide à gérer leur affection plus efficacement.
- Méthodes de sensibilisation:
    - **Campagnes médiatiques**: Utilisation de publicités, d'articles de presse et de reportages pour informer le public.

- **Programmes éducatifs dans les écoles**: Intégrer la sensibilisation aux allergies dans les programmes scolaires pour éduquer dès le plus jeune âge.
- **Événements et ateliers**: Organiser des forums, des ateliers et des événements de sensibilisation communautaires.
- **Journées mondiales**: Célébration de journées dédiées, comme la Journée mondiale de l'allergie, pour mettre en lumière ces affections.
- Rôle des organisations professionnelles et non gouvernementales:
  - Ces organisations peuvent fournir des ressources, des directives et soutenir la recherche, tout en dirigeant des campagnes de sensibilisation à grande échelle.
- Collaboration avec les influenceurs et célébrités:
  - Les témoignages de personnes influentes ayant des allergies ou des maladies immunologiques peuvent avoir un impact puissant sur la perception publique.
- Développement de ressources en ligne:
  - Création de sites Web, applications et plateformes de médias sociaux offrant des informations fiables et des conseils pratiques.
- Implication des patients et de leurs familles:
  - Encourager les patients et leurs familles à partager leurs expériences pour humaniser et personnaliser la sensibilisation.
- Formation des professionnels de santé:
  - Assurer que les médecins, infirmières et autres professionnels de santé sont bien informés et équipés pour éduquer leurs patients et le grand public.

La sensibilisation à ces affections nécessite une approche multifacettes, impliquant à la fois des initiatives de haut niveau et des efforts communautaires. Avec une sensibilisation accrue, nous pouvons espérer une meilleure qualité de vie pour ceux qui sont touchés, une réponse plus empathique de la société, et peut-être, à long terme, une réduction de la prévalence grâce à la prévention et à des interventions plus précoces.

L'éducation des patients et des familles

L'éducation des patients et de leurs familles est un pilier fondamental dans la prise en charge des allergies et des maladies immunologiques. En dotant les individus des connaissances et des outils nécessaires pour comprendre et gérer leur condition, on renforce leur autonomie, on améliore leur qualité de vie et on réduit le risque de complications graves.

- Importance de l'éducation:
    - **Prévention**: Éviter les expositions allergéniques, connaître les signes avant-coureurs d'une réaction grave.
    - **Autogestion efficace**: Les patients éduqués sont souvent plus proactifs dans la gestion de leur condition.
    - **Réduction du stress**: Comprendre sa maladie réduit l'anxiété associée à l'inconnu.
- Comprendre la maladie:
    - **Définition et causes**: Qu'est-ce qu'une allergie ou une maladie immunologique ? Pourquoi cela se produit-il?
    - **Signes et symptômes**: Reconnaître les symptômes typiques pour une intervention rapide.

- Gestion quotidienne:
    - **Évitement des allergènes**: Conseils sur l'élimination des allergènes communs du quotidien.
    - **Traitements**: Comment et quand prendre des médicaments, que faire en cas d'oubli, etc.
    - **Équipements spécifiques**: Par exemple, comment utiliser un auto-injecteur d'épinéphrine.
- Plan d'action en cas de crise:
    - Établir un plan clair pour les réactions allergiques, incluant les étapes à suivre et les numéros d'urgence.
- Ressources et soutien:
    - **Groupes de soutien**: Pour partager des expériences et des conseils.
    - **Applications et outils numériques**: Pour le suivi des symptômes, la reconnaissance des allergènes, etc.
    - **Littérature**: Livres, brochures, sites Web fiables pour approfondir ses connaissances.
- Éducation des familles:
    - **Formation aux premiers secours**: En cas de réaction allergique grave, chaque seconde compte.
    - **Conseils pour le quotidien**: Cuisiner pour un membre de la famille allergique, reconnaître les signes d'une réaction, etc.
    - **Gestion émotionnelle**: Soutenir le patient, gérer l'anxiété ou le stress associé à la condition.
- Collaboration avec les professionnels de santé:
    - **Consultations régulières**: Assurer un suivi médical et discuter des préoccupations.
    - **Mise à jour des connaissances**: Les recommandations et traitements évoluent avec la recherche ; il est essentiel de rester informé.

- Implication dans la communauté:
    - **Sensibilisation**: Éduquer la communauté élargie peut aider à créer un environnement plus sûr pour ceux qui souffrent d'allergies ou de maladies immunologiques.

L'éducation des patients et de leurs familles est un processus continu. À mesure que les patients grandissent, que leur condition évolue ou que de nouvelles découvertes scientifiques émergent, leurs besoins éducatifs changent. L'approche doit donc être flexible, personnalisée et toujours axée sur le bien-être et la sécurité du patient.

Programmes de formation continue pour les infirmières

Dans le monde dynamique et en constante évolution de la médecine, la formation continue est essentielle pour garantir que les infirmières maintiennent et améliorent leur expertise, restent à jour avec les dernières avancées médicales et garantissent une prise en charge optimale des patients. Les programmes de formation continue pour les infirmières en Allergologie et Immunologie se concentrent sur une gamme de sujets allant de la mise à jour des compétences cliniques à la compréhension des dernières recherches.

- Importance de la formation continue:
    - **Qualité des soins**: Maintenir un niveau élevé de compétence pour assurer la meilleure prise en charge des patients.
    - **Mise à jour des connaissances**: La science et la médecine évoluent rapidement; rester à jour est essentiel.

- **Évolution professionnelle**: Des opportunités pour avancer dans sa carrière ou se spécialiser davantage.
- Modules cliniques:
  - **Techniques avancées**: Par exemple, l'administration de traitements biologiques ou d'immunothérapies innovantes.
  - **Gestion des urgences**: Formation approfondie sur les situations d'urgence spécifiques à l'Allergologie et l'Immunologie, comme l'anaphylaxie grave.
- Mises à jour sur la recherche:
  - **Dernières découvertes**: Comment les nouvelles découvertes influencent-elles la pratique clinique?
  - **Études de cas**: Analyse détaillée des études de cas pour comprendre les nuances de la prise en charge des patients.
- Compétences non cliniques:
  - **Communication**: Améliorer les compétences en matière de communication pour une meilleure interaction avec les patients, les familles et l'équipe médicale.
  - **Gestion du stress**: Techniques pour gérer le stress et éviter le burn-out dans un environnement médical exigeant.
- Technologies émergentes:
  - **Formation sur de nouveaux équipements**: Par exemple, l'utilisation de dispositifs médicaux innovants ou de logiciels de suivi des patients.
  - **Télémédecine**: Comment offrir des soins à distance tout en maintenant la qualité?
- Collaboration interdisciplinaire:
  - **Travailler avec d'autres spécialités**: Comprendre les rôles et responsabilités des

autres spécialités médicales et comment collaborer efficacement.

- **Séminaires conjoints**: Des formations combinant différentes spécialités pour une vision plus holistique de la prise en charge.
- Formation éthique:
    - **Considérations éthiques spécifiques**: Par exemple, la gestion de l'information patient, le consentement éclairé pour des traitements expérimentaux.
- Modules spécialisés:
    - **Allergologie et Immunologie pédiatrique**: Se concentrer sur les particularités des soins aux enfants.
    - **Allergies rares**: Approfondir la connaissance des allergies moins courantes mais tout aussi cruciales.
- Participation à des conférences et ateliers:
    - **Réseautage**: Rencontrer d'autres professionnels du domaine pour échanger des expériences et des connaissances.
    - **Ateliers pratiques**: Apprendre de manière interactive et pratique.

La formation continue est une responsabilité et un privilège pour les infirmières. Elle garantit non seulement une prise en charge optimale des patients, mais offre également aux infirmières des opportunités d'épanouissement professionnel et personnel, renforçant leur rôle essentiel au sein de l'équipe médicale.

L'importance
de la vulgarisation scientifique

Dans un monde saturé d'informations, où chaque individu a accès à une multitude de sources via Internet, la télévision, les réseaux sociaux, entre autres, il est crucial de pouvoir distinguer les faits réels des mythes ou des informations erronées. La vulgarisation scientifique joue ici un rôle prépondérant. Mais qu'est-ce que la vulgarisation scientifique, et pourquoi est-elle si essentielle?

- **Définition de la vulgarisation scientifique:**
  - La vulgarisation scientifique est l'art de rendre les informations scientifiques accessibles à un public non spécialisé. Elle transforme le jargon technique et les concepts complexes en termes simples et compréhensibles, sans pour autant dénaturer la réalité scientifique.
- **Briser la barrière entre la science et le public:**
  - Beaucoup perçoivent la science comme élitiste ou hors de portée. La vulgarisation permet de rendre la science accessible, démystifiant ainsi des concepts qui peuvent sembler intimidants.
- **Promotion de l'éducation:**
  - En rendant la science attrayante et accessible, on encourage la curiosité et l'éducation continue. Les jeunes, en particulier, peuvent être inspirés à poursuivre des carrières en science ou en technologie.
- **Lutte contre la désinformation:**
  - Avec la prolifération des "fake news", il est essentiel d'avoir des sources fiables et compréhensibles qui démontrent les faits de manière claire. Les vulgarisateurs scientifiques sont souvent en première ligne pour contrer les mythes et désinformation.
- **Prise de décisions éclairées:**
  - Qu'il s'agisse de comprendre les implications des changements climatiques, de décider de se faire vacciner ou de soutenir la recherche sur les cellules souches, une population informée est

mieux équipée pour prendre des décisions éclairées sur des sujets qui affectent leur vie quotidienne.

- **Favoriser le dialogue:**
  - En établissant un terrain d'entente sur lequel scientifiques et non-scientifiques peuvent interagir, la vulgarisation favorise le dialogue. Elle permet des échanges fructueux, encourageant les questions, la compréhension mutuelle et la collaboration.
- **Valorisation de la recherche:**
  - En partageant les découvertes scientifiques avec le grand public, on valorise le travail des chercheurs. Cela peut conduire à un soutien accru pour la science, tant au niveau du financement que de l'appréciation générale.
- **Réflexion éthique:**
  - La vulgarisation permet également de soulever des questions éthiques et d'encourager le grand public à réfléchir aux implications de la recherche et des découvertes scientifiques.
- **Évolution de la culture générale:**
  - Une société qui comprend et apprécie la science est une société qui valorise la connaissance, l'innovation et la pensée critique.

La vulgarisation scientifique est un pont entre le monde complexe de la recherche et le grand public. Elle éclaire, inspire et engage, contribuant à créer une société informée, curieuse et tournée vers l'avenir. Dans un monde où la science joue un rôle de plus en plus central, la capacité de communiquer efficacement sur ces sujets devient non seulement précieuse, mais essentielle.

Chapitre 20:
URGENCES EN ALLERGOLOGIE ET IMMUNOLOGIE

Reconnaître une réaction anaphylactique

L'anaphylaxie est une réaction allergique grave et potentiellement mortelle qui se développe rapidement après l'exposition à un allergène. Elle affecte plusieurs organes simultanément et nécessite une intervention médicale immédiate. La reconnaissance précoce des signes et des symptômes de l'anaphylaxie peut sauver des vies. Voici comment la reconnaître.

- Symptômes cutanés:
  - Rougeur ou pâleur soudaine de la peau
  - Urticaire ou éruption cutanée
  - Démangeaisons, en particulier des paumes ou des plantes
- Symptômes respiratoires:
  - Difficulté à respirer ou essoufflement
  - Respiration sifflante ou bruit lors de la respiration
  - Toux persistante
  - Sensation de constriction ou de serrement dans la gorge
  - Voix enrouée
- Symptômes cardiovasculaires:
  - Pouls rapide ou irrégulier
  - Douleur ou oppression thoracique
  - Étourdissements, faiblesse ou évanouissement
  - Chute de la tension artérielle
- Symptômes digestifs:
  - Nausées ou vomissements

- Diarrhée
- Douleur abdominale
- Symptômes neurologiques:
  - Maux de tête
  - Sensation d'impending doom, une sensation étrange d'appréhension ou de peur
  - Confusion ou altération de la conscience
- Autres signes:
  - Yeux ou visage gonflés
  - Enrouement
  - Difficulté à avaler

Lorsque vous reconnaissez ces symptômes, il est essentiel d'agir rapidement:

- **Appeler les urgences** : En cas de suspicion d'anaphylaxie, il faut immédiatement appeler les services d'urgence.
- **Administrer un auto-injecteur d'épinéphrine** : Si la personne atteinte a un auto-injecteur d'épinéphrine (comme un EpiPen), il doit être utilisé sans attendre. Suivez les instructions fournies avec l'auto-injecteur.
- **Mettez la personne en position de sécurité** : Allongez la personne, les jambes surélevées, sauf si elle a des difficultés à respirer ou vomit. Dans ce cas, il est préférable de la mettre en position assise pour faciliter la respiration.
- **Restez avec la personne** : Ne laissez jamais une personne présentant des signes d'anaphylaxie seule.
- **Évitez de donner de l'eau ou de la nourriture** : Cela pourrait aggraver les symptômes.

La prévention est le moyen le plus efficace de gérer le risque d'anaphylaxie. Il est essentiel de connaître ses allergènes, d'éviter l'exposition et d'avoir toujours à portée de main un auto-injecteur d'épinéphrine si l'on est à risque.

Protocoles d'urgence
pour les chocs anaphylactiques

Le choc anaphylactique est la forme la plus grave de la réaction anaphylactique, se manifestant par une défaillance aiguë de la circulation sanguine et pouvant entraîner un arrêt cardiaque. Une prise en charge rapide et adéquate est vitale. Voici un protocole d'urgence typique pour les chocs anaphylactiques :

- Reconnaissance du choc:
    - Apparition brutale des symptômes
    - Symptômes touchant plusieurs systèmes d'organes (cutané, respiratoire, cardiovasculaire, digestif, etc.)
    - Symptômes graves tels que la difficulté à respirer, la confusion, la pâleur ou la cyanose, la faiblesse ou le collapsus
- Appeler les urgences immédiatement:
    - Demandez de l'aide, appelez les services d'urgence et informez-les qu'il s'agit d'une suspicion de choc anaphylactique.
- Positionner le patient:
    - Si la personne respire normalement et n'est pas en détresse respiratoire, allongez-la avec les jambes surélevées.
    - Si la personne a des difficultés à respirer ou vomit, mettez-la en position semi-assise pour faciliter la respiration.
- Auto-injecteur d'épinéphrine:
    - Si le patient possède un auto-injecteur d'épinéphrine (EpiPen, Jext, Anapen, etc.), administrez-le immédiatement en suivant les instructions du fabricant.
    - Assurez-vous de noter l'heure de l'injection.

- Libérer les voies respiratoires:
  - Si le patient est conscient mais en détresse respiratoire, demandez-lui de réaliser des respirations profondes.
  - Si la personne ne respire pas ou si sa respiration est irrégulière, commencez la réanimation cardio-respiratoire (RCR).
- **Évitez d'administrer d'autres médicaments** sans instructions médicales claires, sauf si elles font partie du plan d'action pour les allergies du patient.
- Surveiller le patient:
  - Restez avec le patient jusqu'à l'arrivée des secours.
  - Soyez préparé à administrer une seconde dose d'épinéphrine après 5 à 15 minutes si les symptômes ne s'améliorent pas ou s'aggravent.
- Informations pour les secours:
  - Lorsque les secours arrivent, informez-les des médicaments administrés, de l'heure de l'administration et de la progression des symptômes.
- Transport médical:
  - Même si les symptômes s'améliorent après l'administration d'épinéphrine, la personne doit être emmenée à l'hôpital pour une observation plus approfondie, car les symptômes peuvent réapparaître.
- Prévention future:
- Une fois le patient stabilisé, il est crucial d'aborder la prévention future, la reconnaissance des déclencheurs, la possession et l'utilisation correcte d'un auto-injecteur d'épinéphrine, et la nécessité d'un plan d'action pour les allergies bien défini.

Chaque minute compte en cas de choc anaphylactique. Une intervention rapide, en suivant un protocole bien défini, peut sauver des vies.

Gérer des complications graves suite à une immunothérapie

L'immunothérapie, souvent appelée désensibilisation, a transformé la prise en charge de nombreuses maladies allergiques. Cependant, comme pour tout traitement médical, l'immunothérapie n'est pas sans risques. Les complications graves, bien que rares, peuvent survenir. Les voici, ainsi que les recommandations pour leur prise en charge :

- Réactions anaphylactiques :
    - La réaction la plus redoutée est l'anaphylaxie. Elle nécessite une prise en charge immédiate avec l'administration d'épinéphrine, l'appel aux urgences, et la surveillance du patient.
    - Si une telle réaction survient, il est impératif de reconsidérer la poursuite de l'immunothérapie et d'en discuter avec le patient.
- Réactions systémiques :
    - Celles-ci peuvent inclure des symptômes tels que des éruptions cutanées généralisées, des difficultés respiratoires, des douleurs abdominales, etc.
    - Le traitement varie selon la gravité des symptômes, mais peut inclure des antihistaminiques, des corticostéroïdes, et, dans les cas les plus graves, de l'épinéphrine.
- Réactions locales :
    - Ces réactions sont généralement moins graves, mais peuvent être douloureuses ou inconfortables. Elles peuvent inclure des rougeurs, des gonflements ou des démangeaisons au site d'injection.
    - Les antihistaminiques locaux ou oraux peuvent aider à soulager ces symptômes.

- Syndrome de la libération des cytokines :
  - Bien que plus courant avec certaines formes d'immunothérapie anticancéreuse, ce syndrome peut entraîner de la fièvre, de la fatigue, des douleurs musculaires et d'autres symptômes grippaux.
  - Il est généralement traité avec des médicaments pour réduire la fièvre et la douleur, ainsi qu'avec une hydratation appropriée.
- Gestion des complications :
  - L'évaluation et la prise en charge rapides sont essentielles.
  - Tous les patients recevant une immunothérapie doivent être informés des signes et symptômes des complications graves et savoir quand et comment solliciter une aide médicale.
  - Il est crucial que le personnel administrant l'immunothérapie soit formé à la reconnaissance et à la prise en charge des complications.
- Réévaluation du traitement :
  - Si des complications surviennent, une réévaluation de l'immunothérapie doit être effectuée. Cela pourrait inclure des ajustements de la dose, une prolongation de la période d'observation post-injection, ou, dans certains cas, l'arrêt de l'immunothérapie.
- Prévention des complications :
  - Une évaluation approfondie du patient avant le début de l'immunothérapie, ainsi qu'une surveillance régulière, peuvent aider à réduire le risque de complications.
  - L'administration de doses croissantes progressivement et le respect des protocoles établis contribuent également à minimiser les risques.

La clé pour gérer les complications graves suite à une immunothérapie est la préparation. Avoir un plan en place, être conscient des risques et être prêt à intervenir rapidement peut faire la différence entre une complication maîtrisée et une situation potentiellement mortelle.

Prise en charge d'urgences en milieu hospitalier et hors hospitalier

La prise en charge d'une urgence médicale peut varier selon qu'elle se produit en milieu hospitalier ou hors hospitalier. Ces deux contextes présentent des défis et des avantages uniques, et la réactivité et la préparation sont essentielles dans les deux cas.

En milieu hospitalier:
- Disponibilité des ressources :
    - L'avantage majeur d'une situation d'urgence en milieu hospitalier est la disponibilité rapide de ressources médicales, d'équipements et de personnel formé.
- Intervention rapide :
    - Dans la plupart des hôpitaux, une équipe de réponse rapide ou une équipe de réanimation est en place pour répondre immédiatement aux urgences.
- Accès aux dossiers médicaux :
    - Les dossiers médicaux électroniques peuvent fournir rapidement des informations vitales sur l'historique médical du patient, ses allergies, ses médicaments, etc.
- Transfert interne :
    - Si nécessaire, les patients peuvent être rapidement transférés vers des unités de soins intensifs ou d'autres départements spécialisés.

Hors hospitalier:
- Premiers intervenants :
    - Les premiers intervenants, tels que les ambulanciers paramédicaux, jouent un rôle crucial pour stabiliser le patient et fournir les premiers soins.
- Communication :
    - La coordination avec les centres d'appel d'urgence (comme le 112 en Europe ou le 911 en Amérique du Nord) est vitale. Ils fournissent des instructions en temps réel et alertent les services d'urgence appropriés.
- Défis liés au transport :
    - Le transport rapide et sécurisé vers l'hôpital le plus proche est essentiel. Cela peut être compliqué par la distance, le trafic, les conditions météorologiques, etc.
- Limitations des ressources :
    - Les ambulances sont bien équipées, mais elles n'ont pas toutes les ressources d'un hôpital. L'objectif est souvent de stabiliser le patient pour le transport.
- Formation en premiers soins :
    - Les témoins présents lors d'une urgence peuvent jouer un rôle crucial s'ils sont formés aux premiers soins. Les manœuvres de base, comme la réanimation cardio-respiratoire (RCR) ou l'utilisation d'un défibrillateur externe automatisé (DEA), peuvent sauver des vies en attendant l'arrivée des secours.

Conseils pour une prise en charge efficace:
- **Formation** : Les professionnels de santé et le grand public devraient envisager de suivre une formation en premiers soins et en RCR.
- **Préparation** : Les hôpitaux doivent régulièrement effectuer des simulations d'urgence pour s'assurer que le personnel sait comment réagir.

- **Communication** : Une communication claire et efficace entre tous les intervenants est essentielle.
- **Mise à jour des compétences** : Les protocoles d'urgence évoluent avec le temps et la recherche. Une formation continue est donc essentielle.

La prise en charge d'urgences, qu'elle soit en milieu hospitalier ou hors hospitalier, nécessite une réactivité, une préparation et une coordination efficaces pour garantir les meilleurs résultats pour le patient.

Chapitre 21:
ALLERGIES ALIMENTAIRES

Principaux allergènes alimentaires et leur reconnaissance

Les allergies alimentaires sont des réactions immunitaires à certaines protéines présentes dans les aliments. Ces réactions peuvent varier d'une simple irritation cutanée à des symptômes potentiellement mortels comme un choc anaphylactique. Reconnaître ces allergènes est crucial pour prévenir et gérer les réactions allergiques.

Les principaux allergènes alimentaires:
- Les œufs :
    - Particulièrement les protéines contenues dans le blanc d'œuf. Les réactions varient souvent en gravité.
- Le lait :
    - Certaines personnes sont allergiques à la caséine ou à d'autres protéines présentes dans le lait de vache. À ne pas confondre avec l'intolérance au lactose, qui est une incapacité à digérer le sucre du lait.
- Les cacahuètes (arachides) :
    - Parmi les allergies les plus courantes et souvent les plus graves, pouvant entraîner un choc anaphylactique.
- Les fruits à coque :
    - Comme les noix de cajou, les noisettes, les amandes et les noix de pécan. Les réactions peuvent être sévères.
- Le soja :
    - Les protéines du soja peuvent causer des réactions chez certaines personnes, surtout

chez les enfants, bien que beaucoup d'entre eux en dépassent pendant l'enfance.

- Le blé :
    - L'allergie au blé est différente de la maladie cœliaque. Elle est déclenchée par les protéines du blé et non par le gluten.
- Le poisson :
    - Surtout chez les adultes, et les réactions sont souvent sévères.
- Les crustacés :
    - Comme les crevettes, les crabes et les homards. Cette allergie est plus courante chez les adultes que chez les enfants.

Reconnaissance des allergènes alimentaires:

- Lecture des étiquettes :
    - Toujours vérifier les étiquettes des aliments pour identifier les allergènes potentiels. Dans de nombreux pays, il est obligatoire d'indiquer la présence des principaux allergènes sur l'emballage.
- Poser des questions lors des repas à l'extérieur :
    - Si vous mangez au restaurant ou chez quelqu'un, demandez toujours comment la nourriture est préparée et quels ingrédients sont utilisés.
- Éviter la contamination croisée :
    - Veillez à nettoyer soigneusement tous les ustensiles et surfaces de cuisson après les avoir utilisés pour des allergènes potentiels.
- Tests d'allergie :
    - Des tests cutanés ou des tests sanguins peuvent aider à identifier les allergènes alimentaires. Consultez un allergologue pour obtenir un diagnostic précis.
- Tenez un journal alimentaire :
    - Si vous soupçonnez une allergie alimentaire, tenez un journal de ce que vous mangez et

notez tout symptôme que vous pourriez ressentir. Cela peut aider à isoler l'allergène potentiel.

Reconnaître et éviter les allergènes est la clé pour prévenir les réactions allergiques. En cas de doute, il est toujours préférable de consulter un spécialiste pour obtenir des conseils et un soutien appropriés.

L'importance de l'anamnèse alimentaire

L'anamnèse alimentaire est une démarche médicale essentielle qui vise à collecter et à évaluer de manière systématique et détaillée les informations relatives à la consommation alimentaire d'un individu. Elle offre une vision précise des habitudes alimentaires, des préférences, des aversions et éventuellement des réactions ou symptômes associés à la consommation de certains aliments. Voici pourquoi elle est d'une importance capitale:

1. Diagnostic des allergies et intolérances alimentaires :
L'anamnèse alimentaire est la première étape cruciale dans le diagnostic des allergies et intolérances. En écoutant attentivement le patient décrire ses symptômes après avoir consommé certains aliments, le praticien peut identifier des tendances ou des déclencheurs potentiels.
2. Prévention des maladies :
Des études ont montré que l'alimentation joue un rôle significatif dans la prévention de nombreuses maladies, telles que les maladies cardiovasculaires, le diabète ou certains types de cancers. Une anamnèse alimentaire peut aider à identifier les risques et à orienter le patient vers des choix alimentaires plus sains.
3. Gestion du poids :
L'obésité est une préoccupation majeure de santé publique. En comprenant les habitudes alimentaires d'un

patient, les professionnels de santé peuvent recommander des modifications diététiques qui favorisent la perte de **poids ou le maintien d'un poids sain.**

4. Optimisation de la nutrition :

Pour les patients ayant des besoins nutritionnels spécifiques, comme les femmes enceintes, les athlètes ou les personnes âgées, une anamnèse alimentaire détaillée permet d'adapter les recommandations diététiques à leurs besoins.

5. Surveillance de la malnutrition :

Dans certaines populations vulnérables, comme les personnes âgées, les enfants ou les personnes souffrant de maladies chroniques, l'anamnèse alimentaire est un outil précieux pour détecter des signes de malnutrition ou de carences nutritionnelles.

6. Adaptation des traitements médicaux :

Certains médicaments peuvent interagir avec des aliments ou des nutriments. Une anamnèse alimentaire précise permet d'ajuster les traitements en conséquence.

7. Évaluation des comportements alimentaires :

Outre la simple consommation d'aliments, l'anamnèse peut révéler des troubles du comportement alimentaire, comme la boulimie ou l'anorexie, qui nécessitent une prise en charge spécifique.

8. Établissement d'une relation de confiance :

L'anamnèse alimentaire est un moment d'échange entre le patient et le professionnel de santé. Elle permet d'établir une relation de confiance, ce qui est essentiel pour la réussite de toute intervention diététique ou médicale.

L'anamnèse alimentaire est un outil indispensable pour comprendre l'état de santé d'un patient, ses habitudes et ses besoins. Elle permet une prise en charge individualisée et adaptée, garantissant ainsi une meilleure qualité de soins. Il est crucial pour les professionnels de santé d'y accorder le temps et l'attention nécessaires.

Interventions
en cas de réaction allergique alimentaire

Face à une réaction allergique alimentaire, il est crucial d'agir rapidement et efficacement pour prévenir l'aggravation des symptômes et sauver des vies en cas de réaction sévère. Voici une liste d'interventions à adopter :

1. Évaluation de la gravité :
   - Identifiez les symptômes. Les réactions allergiques alimentaires peuvent se manifester par des démangeaisons, des rougeurs, des gonflements (visage, lèvres, langue), des difficultés respiratoires, des vomissements, une diarrhée, un malaise, des palpitations, une baisse de la tension artérielle, etc.
2. Cesser la consommation de l'allergène :
   - Si la personne continue de manger l'aliment responsable, il est essentiel de lui demander d'arrêter immédiatement.
3. Admimistrer un antihistaminique :
   - Si les symptômes sont légers (éruption cutanée, démangeaisons), un antihistaminique oral peut être administré, à condition qu'il ait été prescrit au préalable par un médecin.
4. Utilisation de l'auto-injecteur d'épinéphrine :
   - En cas de symptômes graves ou d'une anaphylaxie (réaction allergique grave et rapide), si la personne dispose d'un auto-injecteur d'épinéphrine (comme le stylo EpiPen), il faut l'utiliser immédiatement selon les instructions fournies par le médecin.
5. Appeler les urgences :
   - Composez le numéro d'urgence local (comme le 112 en Europe ou le 911 aux États-Unis) dès les premiers signes d'une réaction sévère. Ne tentez pas de transporter vous-même la personne à l'hôpital.

6. Mettre la personne en position de sécurité :
  - Si la personne est consciente, installez-la dans une position confortable, évitez qu'elle ne boive ou mange quoi que ce soit, et essayez de la rassurer.
  - Si elle perd connaissance, mettez-la en position latérale de sécurité.
7. Surveillance continue :
  - Gardez un œil sur l'état de la personne en attendant l'arrivée des secours. Les symptômes peuvent s'aggraver ou revenir même après une apparente amélioration.
8. Informer les secours :
  - Lorsque les secours arrivent, informez-les sur l'aliment consommé, le délai d'apparition des symptômes, les médicaments administrés (y compris la dose d'épinéphrine, si elle a été utilisée) et tout autre détail pertinent.
9. Consultation médicale :
  - Même après stabilisation, la personne devra consulter un médecin ou un allergologue pour discuter de la réaction et éventuellement ajuster le plan de traitement.

Il est crucial que toute personne sujette à des allergies alimentaires, ainsi que son entourage, soit bien formée à la reconnaissance des symptômes et sache comment réagir en cas de crise. Une formation appropriée peut faire la différence entre la vie et la mort lors d'une réaction allergique sévère.

Éducation des patients et familles pour prévenir les expositions

Éduquer les patients et leurs familles est un élément fondamental dans la prévention des expositions allergéniques. Voici quelques étapes et conseils clés pour garantir une éducation efficace :

1. Comprendre l'allergie :
   - Commencez par expliquer clairement ce qu'est une allergie, comment le système immunitaire réagit face à un allergène et pourquoi certaines réactions peuvent être graves.
2. Identification de l'allergène :
   - Une fois l'allergie diagnostiquée, il est essentiel d'enseigner au patient et à sa famille comment reconnaître l'allergène, que ce soit un aliment, un médicament, un produit chimique ou autre.
3. Lecture des étiquettes :
   - Pour les allergies alimentaires, enseignez comment lire et interpréter correctement les étiquettes des produits. Mettez l'accent sur la vérification des ingrédients cachés ou des traces éventuelles d'allergènes.
4. Gestion à domicile :
   - Fournissez des conseils sur la manière de minimiser l'exposition à l'allergène à la maison. Cela peut inclure des recommandations sur le nettoyage, le rangement des aliments, ou encore l'évitement de certains produits.
5. Plan d'action en cas d'allergie :
   - Élaborez un plan d'action personnalisé pour chaque patient, détaillant les étapes à suivre en cas d'exposition à l'allergène. Ce plan doit être accessible et compréhensible pour tous les membres de la famille.
6. Formation à l'utilisation de médicaments :
   - Si le patient a un médicament d'urgence, comme un auto-injecteur d'épinéphrine, assurez-vous qu'il et sa famille sachent comment et quand l'utiliser.
7. Éducation scolaire et sociale :
   - Sensibilisez les familles à l'importance de communiquer avec les écoles, les clubs, les amis et

d'autres institutions sur l'allergie. Fournissez-leur des documents ou des lettres explicatives si nécessaire.

8. Gestion des situations sociales :
   * Donnez des conseils sur la manière de gérer les sorties, les repas au restaurant, ou les voyages. Cela peut inclure des recommandations sur la communication avec le personnel ou la préparation de repas sécuritaires à l'avance.

9. Connaître les signes et symptômes :
   * Assurez-vous que le patient et sa famille reconnaissent les premiers signes d'une réaction allergique et qu'ils sachent quand et comment chercher de l'aide.

10. Encourager la responsabilité :
   * Encouragez les patients, en particulier les plus jeunes, à prendre leur allergie au sérieux et à être proactifs dans la gestion de leur santé.

11. Ressources et soutien :
   * Dirigez les patients et les familles vers des groupes de soutien, des sites web éducatifs ou d'autres ressources qui peuvent les aider à mieux gérer et comprendre l'allergie.

L'éducation est une arme puissante dans la prévention des expositions allergéniques. En fournissant les outils et connaissances nécessaires, vous permettez aux patients et à leurs familles de vivre en toute sécurité et de manière autonome tout en gérant efficacement leurs allergies.

Chapitre 22:
ALLERGOLOGIE ET IMMUNOLOGIE PÉDIATRIQUE

Particularités de la prise en charge pédiatrique

La prise en charge des enfants présentant des allergies ou des problèmes immunologiques diffère de celle des adultes à plusieurs égards. Voici les particularités liées à cette population spécifique :

1. Présentation clinique :
   - Les symptômes des allergies ou des troubles immunitaires chez les enfants peuvent différer de ceux des adultes. Par exemple, la dermatite atopique ou l'eczéma est courant chez les jeunes enfants, tandis que l'asthme allergique est plus fréquent chez les enfants plus âgés.
2. Diagnostic :
   - Les tests allergologiques et immunologiques doivent être adaptés à l'âge de l'enfant. De plus, les enfants peuvent ne pas être en mesure d'exprimer clairement leurs symptômes, d'où la nécessité d'une observation attentive.
3. Administration médicamenteuse :
   - Les dosages des médicaments pour les enfants sont généralement basés sur leur poids, nécessitant une attention particulière pour assurer une administration précise.
4. Développement du système immunitaire :
   - Le système immunitaire des enfants est encore en développement, ce qui peut affecter la manière dont

ils réagissent aux allergènes et la manière dont leurs allergies évoluent avec le temps.

5. Évolution des allergies :
   - Certaines allergies peuvent se dissiper avec le temps. Par exemple, de nombreux enfants peuvent dépasser une allergie au lait ou aux œufs à mesure qu'ils grandissent.

6. Éducation :
   - Éduquer un enfant sur sa condition nécessite une approche différente que pour un adulte. Il s'agit de rendre l'information accessible tout en l'encourageant à prendre des responsabilités adaptées à son âge.

7. Familles impliquées :
   - L'implication des parents ou tuteurs est essentielle dans la gestion des allergies et troubles immunitaires chez les enfants. Ils jouent un rôle central dans la surveillance, l'administration des médicaments, et la prévention des expositions.

8. Environnement scolaire :
   - Il est crucial de communiquer avec les enseignants, les responsables scolaires et d'autres parents pour s'assurer que l'environnement scolaire est sûr pour l'enfant.

9. Aspects psychosociaux :
   - Les enfants avec des allergies ou des troubles immunitaires peuvent se sentir isolés ou différents de leurs pairs. Un soutien psychologique et social peut être nécessaire pour aider l'enfant à gérer ces sentiments.

10. Diet :
   - Si l'enfant a des allergies alimentaires, cela peut nécessiter une attention particulière en ce qui concerne la nutrition pour s'assurer qu'il reçoit tous les nutriments essentiels tout en évitant les allergènes.

11. Plans d'urgence :
   - Étant donné que les enfants passent beaucoup de temps à l'école ou dans d'autres activités, il est vital

d'avoir un plan d'action d'urgence clairement défini et communiqué à toutes les personnes concernées.

12. Aspects éthiques :

- Comme pour toute intervention médicale chez les enfants, il est essentiel de tenir compte des questions éthiques, notamment en ce qui concerne le consentement et l'assentiment.

La prise en charge pédiatrique en allergologie et immunologie nécessite une approche holistique qui prend en compte les besoins uniques de l'enfant et sa famille. L'objectif principal est d'assurer la sécurité et le bien-être de l'enfant tout en offrant une qualité de vie optimale.

Allergies chez le nourrisson et le jeune enfant

Chez le nourrisson et le jeune enfant, le système immunitaire est encore en développement. Cela peut le rendre plus vulnérable à certaines allergies, même si, avec le temps, certaines d'entre elles peuvent disparaître. Voici une vue d'ensemble des allergies courantes chez cette tranche d'âge, ainsi que des conseils pour les gérer.

1. Allergies alimentaires :

- **Symptômes** : Eczéma, urticaire, vomissements, diarrhée, œdème de Quincke, et, dans les cas extrêmes, choc anaphylactique.
- **Allergènes courants** : Lait de vache, œufs, fruits à coque, arachides, poissons, soja, blé.
- **Gestion** : Élimination de l'allergène de l'alimentation, éducation des parents à la lecture des étiquettes, port d'un bracelet d'alerte allergique.

2. Dermatite atopique (eczéma) :

- **Symptômes** : Peau sèche, rouge et prurigineuse. Peut s'infecter si grattée.

- **Gestion** : Hydratation de la peau, crèmes topiques, éviter les déclencheurs, comme certains savons ou tissus.

3. Allergie aux acariens :
   - **Symptômes** : Éternuements, nez qui coule, yeux qui démangent.
   - **Gestion** : Utiliser des housses anti-acariens pour la literie, aspirer fréquemment, éviter les peluches.

4. Rhinite allergique :
   - **Symptômes** : Éternuements, congestion nasale, larmoiement.
   - **Gestion** : Identification et évitement des allergènes, utilisation d'antihistaminiques avec l'avis du pédiatre.

5. Asthme :
   - Bien que l'asthme ne soit pas une allergie, il est souvent lié à des allergies.
   - **Symptômes** : Toux, respiration sifflante, essoufflement.
   - **Gestion** : Utilisation d'inhalateurs, identification et évitement des déclencheurs.

Conseils pour les parents :
   - **Consultation** : Si vous soupçonnez que votre enfant a une allergie, consultez un allergologue ou un pédiatre pour des tests et des conseils.
   - **Allaitement maternel** : L'allaitement exclusif pendant au moins les 6 premiers mois peut aider à prévenir certaines allergies.
   - **Introduction des allergènes** : Suivez les recommandations du pédiatre pour introduire des allergènes potentiels dans l'alimentation de votre enfant.
   - **Évitez les allergènes** : Apprenez à reconnaître et à éviter les allergènes courants dans la nourriture et l'environnement.
   - **Plan d'action** : Établissez un plan d'action pour les allergies, surtout si votre enfant a des réactions

graves. Assurez-vous que les personnes qui s'occupent de votre enfant connaissent ce plan.

Les allergies chez le nourrisson et le jeune enfant peuvent être préoccupantes pour les parents. Cependant, avec une identification précoce, une gestion appropriée et une éducation adéquate, de nombreux enfants peuvent vivre une vie normale et heureuse tout en gérant leurs allergies. Dans certains cas, l'enfant peut même dépasser ses allergies avec le temps.

Soutien psychologique pour les enfants et leurs familles

Lorsqu'un enfant est diagnostiqué avec une allergie, cela ne touche pas seulement l'enfant, mais l'ensemble de la famille. L'impact psychologique peut être significatif. Comprendre et gérer ces aspects émotionnels est crucial pour le bien-être de l'enfant et de sa famille.

1. Impact sur l'enfant:
   - **Peur et anxiété**: La peur d'une réaction allergique peut provoquer de l'anxiété chez l'enfant, surtout lors d'événements sociaux comme les anniversaires.
   - **Isolement social**: L'enfant peut se sentir différent de ses pairs et choisir de s'isoler pour éviter d'être exposé à des allergènes.
   - **Sentiment de stigmatisation**: L'enfant peut se sentir stigmatisé ou honteux à cause de sa condition.
2. Impact sur la famille:
   - **Stress parental**: Les parents peuvent ressentir une anxiété constante concernant la santé de leur enfant, surtout lorsqu'il n'est pas à la maison.
   - **Frères et sœurs**: Les fratries peuvent se sentir négligées ou jalouses de l'attention supplémentaire

accordée à l'enfant allergique. Ils peuvent aussi ressentir de la peur pour leur frère ou sœur.

- **Contraintes quotidiennes**: Préparation des repas, lecture d'étiquettes, organisation des sorties... Tout cela peut s'avérer épuisant pour les parents.

3. Soutien psychologique:
  - **Thérapie individuelle**: Un psychologue peut aider l'enfant à gérer ses peurs et à renforcer sa confiance en lui.
  - **Thérapie familiale**: Elle aide à traiter les tensions familiales et à renforcer le soutien au sein de la famille.
  - **Groupes de soutien**: Partager des expériences avec d'autres familles confrontées aux mêmes défis peut être bénéfique.

4. Stratégies pour les parents:
  - **Communication ouverte**: Encouragez votre enfant à exprimer ses peurs et ses inquiétudes.
  - **Éducation**: Éduquez l'enfant sur sa condition afin qu'il puisse se protéger.
  - **Inclusion**: Assurez-vous que l'enfant participe à autant d'activités que possible. Travaillez avec les écoles et les clubs pour assurer un environnement sûr.
  - **Renforcement positif**: Félicitez votre enfant lorsqu'il gère bien sa condition.

5. Éducation des pairs:
  - Sensibiliser les camarades de classe et les enseignants à la condition de l'enfant peut contribuer à créer un environnement plus compréhensif.

6. Ressources:
  - Cherchez des associations et des organisations qui offrent du soutien, des ateliers et des ressources pour les enfants allergiques et leurs familles.

Gérer une allergie chez un enfant nécessite une approche holistique qui englobe non seulement le traitement médical, mais aussi le soutien émotionnel et psychologique. En renforçant l'enfant et sa famille avec les outils appropriés et le soutien, ils peuvent naviguer avec succès à travers les défis présentés par les allergies et mener une vie épanouissante.

Transition vers une prise en charge adulte

La transition de la prise en charge pédiatrique à celle de l'adulte est un passage délicat et crucial dans la vie d'un patient souffrant de troubles allergiques ou immunologiques. Elle marque le passage d'un environnement généralement plus protecteur à un autre où l'autonomie et la responsabilité individuelle sont davantage mises en avant. Cette transition doit être abordée avec précaution pour assurer une continuité des soins et préserver la qualité de vie du patient.

1. Préparation à la transition:
   - **Éducation précoce**: Dès l'adolescence, le patient devrait être informé de la nécessité d'une transition et de ce qu'elle implique. Il faut l'aider à comprendre sa condition, ses traitements et les responsabilités qui en découlent.
   - **Planification**: Un plan de transition devrait être établi bien avant l'âge de la majorité. Ce plan devrait inclure une évaluation des compétences du patient, ses besoins et ses préoccupations.
2. Rôle des professionnels de santé:
   - **Coordination**: Les professionnels de santé, qu'ils soient en pédiatrie ou en médecine pour adultes, devraient travailler ensemble pour assurer une transition en douceur.
   - **Suivi rapproché**: Au début de la transition, des rendez-vous plus fréquents peuvent être nécessaires

pour s'assurer que le patient s'adapte bien à son nouveau cadre de soins.

3. Autonomie du patient:
   - **Gestion des médicaments**: Le patient devrait être formé à gérer lui-même ses médicaments, à reconnaître les symptômes et à savoir quand et comment chercher de l'aide.
   - **Responsabilisation**: Encourager le patient à prendre en charge ses rendez-vous médicaux, ses renouvellements d'ordonnance et ses interactions avec le système de santé.

4. Soutien émotionnel:
   - **Inquiétudes et anxiété**: Le passage à la prise en charge adulte peut susciter des inquiétudes. Offrir du soutien psychologique peut aider à aborder ces sentiments.
   - **Groupes de soutien**: Rejoindre un groupe de soutien pour jeunes adultes confrontés à des défis similaires peut être bénéfique.

5. Défis spécifiques à la transition:
   - **Changements institutionnels**: Passer d'un hôpital pour enfants à un hôpital pour adultes peut être intimidant. Une visite préliminaire peut aider à apaiser certaines craintes.
   - **Confidentialité**: Les adultes ont des droits de confidentialité accrus, ce qui peut nécessiter des ajustements, notamment pour les parents habitués à être étroitement impliqués.

6. Rôle des parents et des aidants:
   - **Lâcher prise progressif**: Encourager l'autonomie ne signifie pas abandonner le soutien. Les parents doivent trouver un équilibre entre encourager l'indépendance et offrir l'aide nécessaire.

La transition de la prise en charge pédiatrique à celle de l'adulte est une étape majeure. Une préparation soignée, une communication ouverte et un soutien constant peuvent aider à assurer que cette transition se déroule le plus fluidement possible, en mettant le patient sur la voie d'une gestion autonome et efficace de sa santé à l'âge adulte.

Chapitre 23:
IMMUNODÉFICIENCES PRIMAIRES

Reconnaissance des principaux syndromes d'immunodéficience

Les syndromes d'immunodéficience désignent un ensemble de maladies où le système immunitaire ne fonctionne pas correctement ou est insuffisant, exposant l'individu à des infections récurrentes et parfois graves. Ces déficiences peuvent être innées (présentes dès la naissance) ou acquises. La reconnaissance précoce de ces syndromes est essentielle pour mettre en place un traitement adéquat et prévenir les complications.

1. Déficits immunitaires primaires (DIP):
Les DIP sont généralement d'origine génétique et se manifestent souvent dès l'enfance.
- Déficit en anticorps:
    - *Agame globulinémie liée à l'X (Bruton)*: absence d'immunoglobulines dans le sang.
    - *Déficit commun variable*: baisse de plusieurs types d'immunoglobulines.
- Déficits combinés:
    - *Syndrome de DiGeorge*: absence ou hypoplasie du thymus conduisant à un déficit en cellules T.
    - Déficience immunitaire combinée sévère (DICS): déficit à la fois en cellules B et T.
- Déficits phagocytaires:
    - *Maladie granulomateuse chronique*: incapacité des neutrophiles à détruire certaines bactéries ou champignons.
- Syndromes d'activation immune et auto-inflammatoires:

- *Syndrome hyper IgM*: augmentation des IgM et diminution des autres immunoglobulines.

2. Déficits immunitaires secondaires (ou acquis):

Contrairement aux DIP, les déficits immunitaires secondaires résultent d'une cause externe.

- **VIH/SIDA**: le virus de l'immunodéficience humaine attaque et détruit les cellules CD4, essentielles à la réponse immunitaire.
- **Traitements immunosuppresseurs**: médicaments comme les corticostéroïdes, les immunosuppresseurs post-greffe, ou certains agents anticancéreux peuvent affecter le système immunitaire.
- **Cancers**: certains cancers, en particulier les leucémies et lymphomes, peuvent affaiblir la réponse immunitaire.
- **Malnutrition**: un apport nutritionnel insuffisant peut compromettre la fonction immunitaire.
- **Infections chroniques**: certaines infections, telles que la tuberculose, peuvent affaiblir le système immunitaire au fil du temps.

Signes évocateurs:

- Infections récurrentes ou inhabituellement graves.
- Infections causées par des agents pathogènes opportunistes.
- Retard de croissance ou de développement chez les enfants.
- Manifestations auto-immunes.
- Granulomes dans différents organes.

Face à des infections répétées, inhabituelles, ou sévères, il est essentiel de suspecter une immunodéficience. Une évaluation immunitaire complète est souvent nécessaire pour confirmer le diagnostic. La prise en charge précoce peut considérablement améliorer la qualité de vie des patients et réduire le risque de complications graves.

Suivi des patients avec immunodéficience

Le suivi régulier des patients atteints d'immunodéficience est crucial pour évaluer l'évolution de la maladie, prévenir les complications, ajuster le traitement et veiller au bien-être général du patient. La complexité de cette prise en charge nécessite une approche multidisciplinaire.

1. Évaluation clinique régulière :
   - **Fréquence des consultations** : Les patients peuvent nécessiter des consultations fréquentes, en fonction de la gravité de leur état et du type d'immunodéficience.
   - **Surveillance des infections** : Il est essentiel de détecter rapidement toute infection afin de la traiter avant qu'elle ne s'aggrave.
   - **Évaluation du développement** : Pour les enfants, un suivi régulier du développement physique et mental est crucial.
2. Surveillance biologique :
   - **Tests immunologiques** : Pour évaluer le fonctionnement et l'état du système immunitaire.
   - **Hémogramme** : Pour surveiller les niveaux des différentes cellules sanguines.
   - **Sérologie** : Pour détecter certaines infections.
3. Prévention des infections :
   - **Vaccinations** : Des vaccinations adaptées peuvent être nécessaires, notamment pour éviter certaines infections.
   - **Prophylaxie antimicrobienne** : Certains patients peuvent nécessiter une prophylaxie à long terme pour prévenir des infections spécifiques.
   - **Mesures d'hygiène** : Des conseils sur les mesures d'hygiène à adopter pour minimiser le risque d'infection.

4. Traitements spécifiques :
- **Thérapie substitutive** : Comme les immunoglobulines intraveineuses ou sous-cutanées pour les patients présentant un déficit en anticorps.
- **Traitements immunomodulateurs** : Pour ajuster l'activité du système immunitaire.
- **Transplantation** : Comme la greffe de moelle osseuse pour les déficits immunitaires combinés sévères.

5. Suivi psychosocial :
- **Soutien psychologique** : De nombreux patients et leurs familles ont besoin d'un soutien psychologique pour faire face au diagnostic et aux défis du quotidien.
- **Adaptation scolaire ou professionnelle** : Les enfants peuvent nécessiter des aménagements particuliers à l'école.

6. Coordination avec d'autres spécialistes :
- Étant donné que l'immunodéficience peut affecter divers organes et systèmes, une coordination étroite avec d'autres spécialistes (pneumologues, gastro-entérologues, dermatologues, etc.) est souvent nécessaire.

7. Éducation du patient et de sa famille :
- Il est essentiel d'éduquer le patient et sa famille sur la maladie, les signes d'alerte d'une possible infection, la prise en charge des médicaments et les mesures à prendre pour minimiser les risques.

Le suivi des patients avec immunodéficience est un processus complexe qui nécessite une approche personnalisée. La collaboration entre les professionnels de santé, le patient et sa famille est la clé pour assurer la meilleure qualité de vie possible pour ces patients.

Prévention des infections chez ces patients

Les patients atteints d'immunodéficience sont particulièrement vulnérables aux infections en raison de la capacité réduite ou absente de leur système immunitaire à combattre les agents pathogènes. Ainsi, la prévention des infections est un élément clé de leur prise en charge. Voici des mesures essentielles pour prévenir les infections chez ces patients :

1. Vaccinations adaptées :
   - Assurer que le patient reçoit tous les vaccins recommandés, tout en évitant les vaccins vivants atténués qui pourraient être dangereux pour certains patients immunodéprimés.
   - Surveiller les réponses aux vaccins pour s'assurer de leur efficacité.
2. Prophylaxie antimicrobienne :
   - Administrer des médicaments antimicrobiens de manière préventive pour éviter des infections spécifiques, en particulier chez les patients à haut risque.
3. Mesures d'hygiène strictes :
   - Pratiquer une bonne hygiène des mains à l'aide de savon et d'eau ou de désinfectants pour les mains à base d'alcool.
   - Éviter de toucher le visage, en particulier les yeux, le nez et la bouche.
   - Garder les plaies propres et bien couvertes.
4. Protection contre les infections respiratoires :
   - Éviter les foules et les lieux publics pendant les saisons de grippe ou d'épidémies.
   - Porter un masque lors des visites à l'hôpital ou dans d'autres environnements à haut risque.

- Encourager les membres de la famille et les proches à se faire vacciner contre la grippe pour créer une barrière de protection.

5. Alimentation sécurisée :
- Privilégier les aliments cuits ou bien lavés.
- Éviter les aliments à risque élevé, tels que les viandes crues, les poissons crus, les œufs crus et les produits laitiers non pasteurisés.

6. Eau potable :
- S'assurer de consommer uniquement de l'eau purifiée ou bouillie, surtout dans des régions où l'eau potable peut être contaminée.

7. Prévention des infections cutanées :
- Éviter les bains prolongés et l'eau stagnante.
- Utiliser des lotions hydratantes pour prévenir les gerçures et les fissures de la peau.
- Être vigilant quant aux signes d'infection comme rougeur, chaleur, gonflement ou douleur.

8. Prévention des infections opportunistes :
- Certains agents pathogènes, généralement inoffensifs pour une personne en bonne santé, peuvent causer des maladies graves chez les patients immunodéprimés. Leur identification et leur traitement préventif peuvent être essentiels.

9. Éducation et sensibilisation :
- Éduquer les patients et leurs familles sur les risques d'infection et les mesures préventives à adopter.
- Encourager les patients à reconnaître les premiers signes d'infection pour une prise en charge rapide.

10. Coordination avec d'autres spécialistes :
- Collaborer étroitement avec d'autres professionnels de la santé pour assurer une prise en charge complète et prévenir les infections.

La prévention des infections chez les patients immunodéficients nécessite une approche proactive, individualisée et multidisciplinaire pour assurer leur sécurité et leur bien-être.

Éducation et soutien des patients et de leurs familles

L'éducation des patients et de leurs familles est essentielle dans la prise en charge des allergies et des maladies immunologiques. Elle vise non seulement à informer, mais aussi à autonomiser les patients, en les rendant acteurs de leur propre santé. Voici quelques éléments clés de cette éducation, ainsi que des stratégies pour apporter un soutien adapté :

1. Information sur la maladie ou l'allergie :
   - Fournir une explication claire et compréhensible de la maladie, de ses symptômes et de son évolution.
   - Expliquer les déclencheurs potentiels ou les allergènes spécifiques liés à l'affection.
2. Gestion des médicaments :
   - Enseigner le bon usage des médicaments, leur dosage, leur fréquence et les éventuels effets secondaires.
   - Dans le cas d'allergies, montrer comment utiliser un auto-injecteur d'épinéphrine, si prescrit.
3. Reconnaissance des signes d'alerte :
   - Éduquer les patients et leurs familles à identifier les premiers signes d'une réaction allergique grave ou d'une exacerbation de la maladie, et à quand chercher de l'aide médicale.
4. Stratégies de prévention :
   - Donner des conseils sur l'évitement des allergènes, sur la nutrition adaptée, et sur d'autres mesures préventives.
5. Gestion de la peur et de l'anxiété :
   - Offrir un soutien psychologique pour aider les patients et les familles à gérer l'incertitude, la peur ou l'anxiété liées à la maladie.

6. Encouragement à l'autonomie :
   - Éduquer les patients, en particulier les enfants et les adolescents, à prendre progressivement en charge leur propre santé, notamment en reconnaissant les symptômes et en gérant les médicaments.
7. Groupes de soutien :
   - Orienter les patients et leurs familles vers des groupes de soutien locaux ou nationaux, où ils peuvent échanger avec d'autres personnes vivant des situations similaires.
8. Ressources éducatives :
   - Fournir des brochures, des vidéos, des sites web et d'autres ressources éducatives pour approfondir leurs connaissances.
9. Plan d'action personnalisé :
   - Élaborer avec le patient un plan d'action en cas de crise ou d'exacerbation, et s'assurer qu'il est bien compris et accessible à la famille et aux proches.
10. Promotion d'un dialogue ouvert :
   - Encourager les patients et leurs familles à poser des questions, à partager leurs préoccupations, et à établir une communication régulière avec les professionnels de santé.

L'éducation des patients et de leurs familles est un élément fondamental de la prise en charge en allergologie et immunologie. Elle permet non seulement d'améliorer la qualité de vie des patients, mais aussi de prévenir les complications potentiellement graves. Une approche empathique, patiente et bienveillante est essentielle pour établir une relation de confiance, qui sera bénéfique pour la prise en charge globale.

Chapitre 24:
QUALITÉ DE VIE
ET SUIVI À LONG TERME

Évaluer la qualité de vie des patients allergiques et immunodéprimés

La qualité de vie est un indicateur essentiel de la prise en charge globale des patients. Pour ceux qui souffrent d'allergies ou qui sont immunodéprimés, leur condition médicale peut avoir un impact majeur sur leur bien-être physique, émotionnel, social et fonctionnel. L'évaluation de leur qualité de vie va bien au-delà de la simple mesure des symptômes. Voici comment cette évaluation peut être abordée :

1. Questionnaires standardisés :
Il existe des questionnaires spécifiques pour évaluer la qualité de vie des patients allergiques ou immunodéprimés. Ces outils standardisés permettent une évaluation objective basée sur des critères préétablis. Exemples :
- Le Questionnaire de Qualité de Vie en Allergie (QQLA) pour les allergies.
- Le Questionnaire de Qualité de Vie des Patients Immunodéprimés (QoL-PID) pour les immunodéficiences.

2. Evaluation physique :
- Mesurer l'impact des symptômes sur les activités quotidiennes du patient.
- Evaluer la fréquence et la sévérité des épisodes allergiques ou infectieux.

3. Evaluation émotionnelle :
- Discuter des sentiments de peur, d'anxiété, de dépression ou d'isolement qui peuvent accompagner ces conditions.
- Évaluer le niveau de stress du patient face à sa maladie et ses implications.

4. Impact social :
- Examiner comment la condition affecte la capacité du patient à participer à des activités sociales, à l'école ou au travail.
- Discuter des éventuelles difficultés rencontrées dans les relations interpersonnelles en raison de la maladie.

5. Évaluation fonctionnelle :
- Déterminer dans quelle mesure la condition limite la capacité du patient à effectuer des tâches quotidiennes, comme s'habiller, manger ou se déplacer.

6. Satisfaction par rapport aux soins :
- Evaluer la satisfaction du patient en ce qui concerne les soins médicaux reçus, les traitements, et la communication avec les professionnels de santé.

7. Aspects économiques :
- Comprendre comment la maladie impacte la situation économique du patient, en termes de coûts des traitements, de jours d'arrêt de travail, ou d'autres facteurs financiers.

8. Aspects éducatifs :
- Évaluer la compréhension du patient de sa condition, des traitements disponibles, et de la manière dont il peut gérer sa maladie au quotidien.

9. Feedback des proches :
- Parfois, obtenir des informations des membres de la famille ou des proches peut donner une perspective différente sur la manière dont la maladie affecte la vie du patient.

10. Suivi régulier :
- L'évaluation de la qualité de vie ne devrait pas être un événement ponctuel. Elle doit être effectuée

régulièrement pour suivre l'évolution du patient, ajuster les traitements, et s'assurer que les besoins changeants du patient sont pris en compte.

Évaluer la qualité de vie des patients allergiques et immunodéprimés est essentiel pour fournir des soins holistiques et personnalisés. Cela permet non seulement d'adresser les symptômes physiques, mais aussi les défis émotionnels, sociaux et fonctionnels auxquels le patient peut être confronté. Une approche multidimensionnelle, combinée à une écoute active et empathique, permet de garantir une prise en charge optimale et d'améliorer le bien-être global du patient.

Interventions pour améliorer le bien-être des patients

L'amélioration du bien-être des patients, en particulier ceux souffrant d'allergies ou d'affections immunologiques, nécessite une approche globale qui englobe le traitement des symptômes physiques, le soutien psychologique, et la prise en compte des aspects sociaux et environnementaux. Voici quelques interventions qui peuvent aider à améliorer le bien-être de ces patients :

1. Interventions médicales :
   - **Optimisation du traitement** : Assurer que le patient reçoit le traitement le plus adapté à sa condition, en ajustant régulièrement selon les besoins.
   - **Éducation thérapeutique** : Former les patients sur leur maladie, les traitements, et comment gérer au mieux leurs symptômes.
   - **Prévention** : Proposer des vaccins adaptés et d'autres mesures pour prévenir les infections chez les immunodéprimés.

2. Soutien psychologique :
- **Thérapie individuelle** : Elle peut aider à gérer l'anxiété, la dépression ou tout autre trouble psychologique associé à la maladie.
- **Groupes de soutien** : Ils peuvent offrir une plateforme pour partager des expériences et obtenir un soutien émotionnel.
- **Techniques de relaxation** : La méditation, la pleine conscience et d'autres techniques peuvent aider à gérer le stress.

3. Education et sensibilisation :
- **Ateliers éducatifs** : Organiser des ateliers pour aider les patients à comprendre leur condition et comment la gérer.
- **Sensibilisation du public** : Sensibiliser le grand public aux défis rencontrés par les personnes allergiques ou immunodéprimées peut faciliter leur intégration sociale.

4. Adaptation de l'environnement :
- Conseiller sur des modifications à domicile pour réduire les allergènes, comme l'utilisation de housses anti-acariens, la purification de l'air, etc.
- Promouvoir des espaces de travail adaptés pour ceux qui ont des allergies sévères.

5. Interventions sociales :
- Faciliter l'accès à des services tels que le soutien à domicile ou les services de réadaptation.
- Proposer des programmes de réinsertion professionnelle pour ceux qui ont dû interrompre leur carrière à cause de leur maladie.

6. Nutrition :
- Proposer des conseils diététiques pour éviter les allergènes alimentaires et promouvoir une alimentation équilibrée.
- Encourager des habitudes alimentaires qui soutiennent le système immunitaire.

7. Activité physique :
  • Encourager une activité physique régulière adaptée, qui peut renforcer le bien-être général et améliorer le système immunitaire.
8. Interventions complémentaires :
  • **Thérapies complémentaires** : Comme l'acupuncture, l'aromathérapie ou la massothérapie, qui peuvent aider à améliorer le bien-être.
  • **Médecine intégrative** : Combinaison de traitements conventionnels et alternatifs pour une approche holistique.
9. Suivi régulier :
  • Assurer des visites régulières avec le médecin traitant ou l'infirmière spécialisée pour évaluer l'évolution de la maladie et ajuster les interventions.
10. Utilisation de la technologie :
  • Proposer des applications ou plateformes numériques pour le suivi des symptômes, la prise de médicaments, ou encore la télémédecine.

L'amélioration du bien-être des patients requiert une approche multidimensionnelle, centrée sur le patient. En comprenant les besoins individuels de chaque patient et en proposant des interventions ciblées, il est possible d'améliorer leur qualité de vie et de les aider à gérer efficacement leur condition.

Suivi à long terme et considérations pour une vie normale

Le suivi à long terme des patients atteints d'allergies ou de troubles immunitaires est essentiel pour garantir une qualité de vie optimale. Vivre avec de telles conditions nécessite souvent des ajustements, mais avec une prise en charge appropriée, la plupart des patients peuvent mener une vie aussi normale que possible. Voici quelques éléments clés à considérer pour le suivi à long terme et pour favoriser une vie normale :

1. Consultations médicales régulières :
   - Les visites de routine permettent de surveiller l'évolution de la maladie, d'ajuster les traitements et de dépister d'éventuelles complications.
2. Éducation continue :
   - Les patients doivent être régulièrement informés des dernières découvertes et recommandations concernant leur condition.
   - L'apprentissage des signes avant-coureurs d'une exacerbation ou d'une réaction allergique peut aider à une intervention précoce.
3. Autogestion :
   - Les compétences en matière d'autogestion, comme la reconnaissance des déclencheurs d'allergies ou la gestion des médicaments, sont cruciales.
4. Soutien psychosocial :
   - Vivre avec des allergies ou une immunodéficience peut avoir un impact sur la santé mentale. L'accès à un soutien psychologique, que ce soit via une thérapie ou des groupes de soutien, est essentiel.
5. Intégration sociale :
   - Encourager la participation à des activités sociales, sportives ou culturelles tout en prenant les précautions nécessaires.
   - Sensibiliser l'entourage, les enseignants, les employeurs aux besoins spécifiques du patient.
6. Plan d'action d'urgence :
   - Tous les patients à risque de réactions graves, comme l'anaphylaxie, devraient avoir un plan d'action d'urgence clairement défini, partagé avec leur entourage.
7. Mode de vie sain :
   - Une alimentation équilibrée, une activité physique régulière et un sommeil adéquat peuvent améliorer le bien-être général et renforcer le système immunitaire.

8. Précautions spécifiques :
   - Par exemple, les patients avec des allergies alimentaires doivent apprendre à lire attentivement les étiquettes, tandis que ceux avec des allergies environnementales pourraient avoir besoin d'ajuster leur habitat.
9. Transitions de soins :
   - Assurer une transition en douceur de la prise en charge pédiatrique à la prise en charge adulte.
10. Adhérence au traitement :
   - Utiliser des rappels, des applications ou d'autres outils pour garantir que les médicaments sont pris comme prescrit.
11. Réseautage :
   - Connecter les patients à des associations ou des groupes de soutien spécifiques à leur condition peut offrir une source précieuse de conseils et de camaraderie.
12. Considérations professionnelles et académiques :
   - Selon la sévérité de leur condition, certains patients pourraient nécessiter des aménagements au travail ou à l'école.
13. Voyages et loisirs :
   - Les patients doivent être informés sur les précautions à prendre lors des voyages, comme emporter des médicaments supplémentaires ou vérifier les installations médicales à destination.

Le but du suivi à long terme est de permettre aux patients de vivre une vie aussi normale que possible, malgré les défis de leur condition. Cela nécessite une collaboration étroite entre les soignants, les patients, leurs familles et la société dans son ensemble pour créer un environnement dans lequel les patients peuvent s'épanouir tout en gérant leur santé.

Défis et succès des histoires de patients

Les histoires de patients atteints d'allergies ou de troubles immunitaires peuvent varier considérablement en fonction de leur expérience individuelle, de leur état de santé, de leur environnement et de leur prise en charge médicale. Chaque histoire est unique, mais elles partagent souvent des défis communs ainsi que des moments de succès et d'espoir. Voici quelques-uns des défis et succès fréquemment rencontrés :

Défis :

Diagnostic : Certains patients peuvent passer des années sans obtenir un diagnostic précis, ce qui peut causer de la frustration et des complications.

Stigmatisation et incompréhension : Les personnes atteintes d'allergies alimentaires ou d'autres affections peuvent être confrontées à l'incompréhension ou à la minimisation de leurs problèmes par leur entourage ou la société.

Limitations quotidiennes : Éviter des allergènes courants ou gérer un système immunitaire affaibli peut entraîner des restrictions dans la vie quotidienne, allant de la diète à la participation à certaines activités.

Effets secondaires des traitements : Les médicaments et autres interventions peuvent avoir des effets secondaires gênants ou graves.

Soutien psychologique : Vivre avec une maladie chronique peut avoir des répercussions sur la santé mentale, notamment le stress, l'anxiété ou la dépression.

Coûts médicaux : Les consultations médicales, les traitements et les interventions peuvent être onéreux, mettant une pression financière sur les patients.

Succès et moments d'espoir :

Obtenir un diagnostic : Pour beaucoup, recevoir un diagnostic précis est un soulagement car cela donne une direction pour la prise en charge.

Trouver un traitement efficace : Découvrir un traitement ou une intervention qui fonctionne bien peut considérablement améliorer la qualité de vie.

Communautés de soutien : Les groupes de soutien et les communautés en ligne peuvent offrir une source précieuse de conseils, de camaraderie et de compréhension.

Éducation et sensibilisation : Éduquer les proches et la communauté élargit la compréhension et la sympathie autour de la condition.

Moments de normalité : Que ce soit manger un aliment sans réaction allergique grâce à un traitement d'immunothérapie ou participer à une activité sans se soucier de l'exposition à un allergène, ces moments où la maladie ne définit pas leur existence sont précieux pour les patients.

Contributions à la recherche : Certains patients choisissent de participer à des études cliniques, apportant une contribution précieuse à l'avancement de la médecine et à la découverte de nouveaux traitements.

Récits inspirants : De nombreux patients utilisent leurs expériences pour éduquer, inspirer et soutenir les autres, que ce soit par le biais de blogs, de conférences ou de bénévolat.

Les défis et succès des patients en allergologie et immunologie mettent en évidence la résilience, le courage et la détermination dont font preuve de nombreuses personnes face à des adversités de santé. Leurs histoires peuvent inspirer et éduquer les autres, et renforcer l'importance d'une prise en charge médicale attentive et d'une recherche continue dans ces domaines.

Chapitre 25:
ASPECTS GÉNÉTIQUES
ET ALLERGOLOGIE ET IMMUNOLOGIE

Génétique des allergies
et immunodéficiences

La génétique joue un rôle important dans la prédisposition aux allergies et aux immunodéficiences. Bien que l'environnement et d'autres facteurs jouent également un rôle, les études ont montré que la génétique peut augmenter le risque de développer ces affections. Voici un aperçu des liens entre la génétique, les allergies et les immunodéficiences :

Génétique et allergies :

Atopie : L'atopie est une prédisposition génétique à développer des allergies. Si un ou deux parents sont atopiques (c'est-à-dire qu'ils ont des antécédents d'asthme, de rhinite allergique ou d'eczéma), le risque que leur enfant développe une allergie est augmenté.

Polymorphismes : Des recherches ont identifié des polymorphismes (variations génétiques) spécifiques associés à une augmentation du risque d'allergies. Ces polymorphismes peuvent affecter la manière dont le système immunitaire reconnaît et répond aux allergènes.

Études de jumeaux : Des études sur des jumeaux monozygotes (identiques) ont montré une concordance plus élevée en matière d'allergies par rapport aux jumeaux dizygotes (fraternels), suggérant une composante génétique forte.

Génétique et immunodéficiences :

Déficits immunitaires primaires (DIP) : Ces déficiences sont généralement causées par des mutations génétiques héritées qui affectent le développement ou le fonctionnement du système immunitaire. Il existe plus de 300 types différents de DIP identifiés, dont beaucoup sont associés à des mutations génétiques spécifiques.

Transmission héréditaire : Les modes de transmission des DIP peuvent être autosomiques récessifs, autosomiques dominants ou liés à l'X. La compréhension du mode de transmission aide les cliniciens à conseiller les familles sur le risque pour les autres membres de la famille ou les futurs enfants.

Conseil génétique : Le conseil génétique est souvent recommandé pour les familles avec des antécédents de DIP afin d'évaluer le risque pour les membres actuels et futurs de la famille et de fournir des informations sur la planification familiale et les options de traitement.

Défis et recherches en cours :

Les avancées technologiques, notamment le séquençage génomique de nouvelle génération, permettent de découvrir de nouveaux gènes associés aux allergies et aux DIP. Ces découvertes peuvent aider à :

Comprendre les mécanismes sous-jacents des allergies et des DIP.

Identifier les individus à risque avant l'apparition des symptômes.

Développer de nouveaux traitements ciblant les causes génétiques sous-jacentes.

Bien que l'environnement, l'exposition aux allergènes et d'autres facteurs jouent un rôle dans le développement des allergies et des immunodéficiences, la génétique est un composant clé. La recherche continue d'élargir notre compréhension des liens génétiques, offrant de nouvelles perspectives pour le diagnostic, la prévention et le traitement de ces affections.

Conseil génétique pour les familles

Le conseil génétique est un processus qui aide les individus ou les familles à comprendre les risques de maladies génétiques. Il vise à informer et à orienter les personnes sur les implications, la nature, la prévention, le dépistage et le diagnostic des conditions génétiques. Voici un aperçu du conseil génétique destiné aux familles :

Objectifs du conseil génétique :
Éducation : Fournir des informations détaillées sur la maladie ou la condition génétique en question.
Évaluation du risque : Estimer le risque de développer ou de transmettre une maladie génétique.
Guidance : Aider à prendre des décisions éclairées concernant le dépistage, la gestion et la planification familiale.
Soutien : Fournir un soutien émotionnel aux individus ou familles confrontés à un diagnostic ou à un risque de maladie génétique.
Processus de conseil génétique :
Collecte des antécédents médicaux : Recueil d'informations détaillées sur les antécédents médicaux et familiaux pour évaluer le risque génétique.
Interprétation des antécédents : Analyse des informations recueillies pour identifier des schémas ou des risques de maladies génétiques.
Éducation : Explication du mode de transmission de la maladie, de sa prévalence, de ses symptômes, et des options de dépistage et de traitement.

Discussion des implications : Exploration des implications du risque génétique pour l'individu, ses enfants, ou d'autres membres de la famille.

Prise de décision : Discussion des différentes options disponibles, comme les tests génétiques, la surveillance médicale, les interventions préventives ou les décisions de procréation.

Soutien psychologique : Aider à gérer le stress, la peur, la culpabilité ou d'autres émotions associées à un risque génétique.

Tests génétiques :

Ces tests peuvent confirmer un diagnostic, estimer le risque de développer une maladie ou déterminer le risque de transmission à la descendance.

Le conseiller génétique fournit des informations sur les avantages, les risques et les limites des tests génétiques.

Défis du conseil génétique :

Complexité de l'information : La génétique peut être complexe, et il peut être difficile pour certains individus ou familles de comprendre pleinement les implications.

Émotions fortes : Apprendre qu'on est porteur d'un gène de prédisposition à une maladie peut susciter des réactions émotionnelles fortes.

Décisions difficiles : Certains peuvent être confrontés à des décisions difficiles concernant le dépistage, la prévention ou la procréation.

Le conseil génétique est un outil précieux pour aider les individus et les familles à comprendre et à gérer les risques associés aux conditions génétiques. Une approche empathique, informative et axée sur le patient est essentielle pour soutenir les personnes à travers ce processus souvent complexe et émotionnel.

Avancées technologiques et tests génétiques

Les avancées technologiques ont révolutionné le domaine des tests génétiques, permettant des découvertes et des applications cliniques sans précédent. Voici un aperçu des innovations et des impacts majeurs dans ce domaine :

1. Séquençage de nouvelle génération (NGS) :

   Description : Le NGS permet de séquencer des millions de fragments d'ADN simultanément.

   Impact : Cela a rendu le séquençage du génome humain beaucoup plus rapide et moins coûteux, ouvrant la voie à des tests génétiques plus accessibles et à des analyses plus approfondies.

2. Panels génétiques :

   Description : Plutôt que de tester un seul gène à la fois, les panels génétiques testent plusieurs gènes simultanément, généralement liés à une condition ou un groupe de conditions.

   Impact : Les panels permettent d'identifier des mutations dans des conditions rares ou inattendues, améliorant le diagnostic et le traitement.

3. Tests génétiques directs au consommateur :

   Description : Ces tests, comme ceux proposés par 23andMe ou AncestryDNA, permettent aux consommateurs d'envoyer un échantillon de salive pour obtenir des informations génétiques sans passer par un professionnel de santé.

   Impact : Ils ont popularisé la génétique auprès du grand public, bien que leur utilité clinique soit parfois en débat.

4. CRISPR-Cas9 :

   Description : Une technologie de modification génomique qui peut être utilisée pour cibler et modifier spécifiquement des segments d'ADN dans le génome.

Impact : Elle a le potentiel de traiter des maladies génétiques en ciblant et en corrigeant les mutations à l'origine de la maladie.

5. Pharmacogénétique :

Description : L'étude de la manière dont les gènes d'un individu influencent sa réponse aux médicaments.

Impact : Elle permet une médecine personnalisée, où les traitements peuvent être adaptés à la génétique d'un individu pour maximiser l'efficacité et minimiser les effets secondaires.

6. Bio-informatique :

Description : L'utilisation de logiciels et d'outils mathématiques pour interpréter et analyser les données génétiques.

Impact : La bio-informatique est essentielle pour traiter et interpréter les quantités massives de données générées par des techniques comme le NGS.

7. Tests prénataux non invasifs :

Description : Tests qui utilisent un simple échantillon de sang maternel pour tester l'ADN fœtal circulant pour détecter certaines conditions génétiques.

Impact : Ils offrent une option moins risquée que les méthodes invasives comme l'amniocentèse.

Défis et considérations éthiques :
Malgré les avancées, il y a des défis et des préoccupations éthiques associés aux tests génétiques, notamment :

La vie privée et la confidentialité des données génétiques.

La possible discrimination génétique.

La manière dont les informations sont communiquées aux patients.

L'interprétation de variantes génétiques de signification inconnue.

Les implications psychologiques d'un diagnostic génétique.

Les avancées technologiques ont transformé le domaine des tests génétiques, offrant de nouvelles opportunités pour le diagnostic, le traitement et la prévention des maladies. Cependant, ces avancées s'accompagnent également de défis importants qui doivent être abordés de manière éthique et responsable.

Éthique et implications sociales de la génétique en allergologie

L'éthique en génétique, en particulier dans le domaine de l'allergologie, revêt une importance cruciale étant donné que les informations génétiques peuvent avoir des implications profondes non seulement pour l'individu concerné, mais aussi pour sa famille et la société dans son ensemble. Voici quelques-unes des questions éthiques et des implications sociales associées à la génétique en allergologie :

1. Confidentialité et vie privée :
   Les informations génétiques sont extrêmement personnelles. Il est crucial de garantir que ces données soient protégées et non divulguées sans le consentement du patient.
2. Discrimination génétique :
   Il existe une préoccupation légitime que les informations génétiques puissent être utilisées pour discriminer les individus, que ce soit dans le domaine de l'emploi, de l'assurance ou d'autres domaines. Certains pays ont adopté des lois pour protéger contre cette forme de discrimination.

3. Consentement éclairé :

Avant de procéder à des tests génétiques, les patients doivent être pleinement informés des implications, des risques et des avantages potentiels. Ils doivent comprendre les conséquences possibles de la découverte d'une prédisposition génétique à une allergie ou à une autre condition.

4. Information à la famille :

Si un individu est trouvé porteur d'une mutation génétique qui prédispose à une allergie grave, cela a des implications pour ses proches parents qui pourraient également être à risque. Comment, quand et à qui communiquer ces informations devient une question éthique complexe.

5. Tests génétiques chez les enfants :

Faut-il tester les enfants pour des prédispositions génétiques aux allergies, surtout si aucune intervention n'est possible avant l'âge adulte ? Les conséquences psychologiques et sociales de telles informations doivent être soigneusement pesées.

6. Implications psychosociales :

La découverte d'une prédisposition génétique peut avoir des répercussions sur l'estime de soi, l'identité personnelle, et peut engendrer de l'anxiété ou du stress.

7. Directives de traitement basées sur la génétique :

Si un individu possède une prédisposition génétique à une allergie, cela pourrait-il influencer les recommandations de traitement, comme éviter certaines thérapies ou préférer certaines interventions ? Et si c'est le cas, quelles sont les implications éthiques d'une telle pratique ?

8. Commercialisation des tests génétiques :

Avec la montée des tests génétiques directs au consommateur, comment s'assurer que ces tests sont précis, fiables et utilisés de manière éthique ?

9. Équité et accès :
   L'accès aux tests génétiques et aux traitements subséquents peut varier en fonction des ressources, de la localisation géographique, ou d'autres facteurs socio-économiques. Comment garantir une équité dans l'accès à ces ressources vitales ?

L'intersection de la génétique et de l'allergologie offre des opportunités passionnantes pour améliorer les soins aux patients. Cependant, elle soulève également d'importantes questions éthiques qui doivent être soigneusement considérées et adressées pour assurer que ces avancées bénéficient à tous et respectent les droits et la dignité des individus.

Chapitre 26:
LES MANIFESTATIONS CUTANÉES EN ALLERGOLOGIE

L'urticaire et l'angio-œdème

L'urticaire et l'angio-œdème sont deux manifestations cutanées liées à une libération d'histamine et d'autres médiateurs inflammatoires dans le derme. Ces conditions peuvent survenir ensemble ou séparément.

L'urticaire

Définition

L'urticaire est caractérisée par l'apparition soudaine de plaques élevées, rouges, démangeaisons, souvent entourées d'une zone d'érythème. Ces plaques, appelées papules urticariennes, peuvent varier en taille et en forme.

Causes

L'urticaire peut être déclenchée par divers facteurs, notamment :

- Réactions allergiques (aliments, médicaments, piqûres d'insectes)
- Contact avec certaines substances (latex, orties)
- Conditions physiques (pression, froid, chaleur, soleil, exercice)
- Infections (virales, bactériennes, parasitaires)
- Stress
- Certaines maladies (lupus, certains cancers, maladies thyroïdiennes)
- Dans de nombreux cas, la cause exacte n'est pas identifiée.

Types

Urticaire aiguë : dure moins de 6 semaines, généralement due à une cause spécifique.

Urticaire chronique : dure plus de 6 semaines, souvent sans cause identifiable.

L'angio-œdème

Définition

L'angio-œdème est une inflammation plus profonde de la peau, souvent associée à une urticaire. Elle se manifeste par un gonflement soudain des couches plus profondes de la peau, en particulier autour des yeux et des lèvres, ainsi que sur les mains, les pieds et la gorge.

Causes

Les déclencheurs sont similaires à ceux de l'urticaire et peuvent inclure des réactions allergiques, des médicaments (par exemple, les inhibiteurs de l'ECA) et des facteurs héréditaires.

Risques

L'angio-œdème peut être dangereux s'il provoque un gonflement de la gorge, entravant ainsi les voies respiratoires.

Traitement

Le traitement de l'urticaire et de l'angio-œdème vise à soulager les symptômes et à éviter les déclencheurs identifiés. Les antihistaminiques sont souvent prescrits pour réduire les démangeaisons et l'inflammation. Dans les cas graves, des corticostéroïdes oraux peuvent être nécessaires. Pour l'angio-œdème associé à des problèmes respiratoires, une intervention médicale urgente est essentielle.

L'urticaire et l'angio-œdème sont des affections courantes qui peuvent avoir un impact significatif sur la qualité de vie d'un individu. La compréhension des déclencheurs potentiels, des symptômes et du traitement approprié est essentielle pour gérer efficacement ces conditions. En cas de symptômes persistants ou sévères, une consultation médicale est recommandée.

Dermatite atopique et eczéma

La dermatite atopique (souvent appelée eczéma atopique) est une affection cutanée chronique qui peut provoquer des démangeaisons et une inflammation de la peau. Elle fait partie d'un groupe d'affections allergiques qui inclut également l'asthme, la rhinite allergique et l'urticaire. Le terme "eczéma" est souvent utilisé de manière interchangeable avec la "dermatite atopique", bien qu'il désigne en réalité un groupe plus large de conditions dermatologiques inflammatoires.

Dermatite atopique
Symptômes :
- Rougeur
- Démangeaisons intenses
- Peau sèche, squameuse ou rugueuse
- Petites bosses ou vésicules, qui peuvent suinter ou former des croûtes
- Inflammation et gonflement
- Pigmentation (souvent chez les personnes à la peau plus foncée)

Causes et déclencheurs :
La cause exacte de la dermatite atopique est inconnue, mais elle est probablement due à une combinaison de facteurs génétiques et environnementaux. Les déclencheurs courants comprennent :
- Allergènes (pollens, acariens, moisissures, animaux)
- Irritants (savons, détergents, parfums)
- Variations climatiques (froid ou sécheresse)
- Stress
- Infections cutanées

Traitement :
Le traitement vise à réduire les démangeaisons, à prévenir les poussées et à hydrater la peau.
- Crèmes hydratantes et émollients
- Corticostéroïdes topiques pour réduire l'inflammation

- Antihistaminiques pour contrôler les démangeaisons
- Médicaments immunosuppresseurs dans les cas graves
- Thérapies à base de lumière (phototherapie)
- Éviter les déclencheurs connus

Eczéma

Bien que le terme "eczéma" soit souvent utilisé pour décrire la dermatite atopique, il fait en réalité référence à un groupe d'affections cutanées inflammatoires qui comprennent également :

- **Dermatite de contact** : causée par le contact avec des irritants ou des allergènes.
- **Eczéma nummulaire (ou discoïde)** : se caractérise par des plaques rondes et squameuses.
- **Eczéma dyshidrotique** : petits cloques sur les mains et les pieds.
- **Eczéma séborrhéique** : plaques rouges avec des squames jaunâtres, souvent sur le cuir chevelu ou le visage.

La dermatite atopique et les autres formes d'eczéma peuvent avoir un impact significatif sur la qualité de vie. Bien qu'il n'existe pas de remède définitif, de nombreuses options de traitement sont disponibles pour gérer les symptômes. Il est essentiel de travailler étroitement avec un dermatologue ou un allergologue pour établir un plan de traitement personnalisé.

Tests cutanés: techniques et interprétation

Les tests cutanés sont couramment utilisés en allergologie pour déterminer si une personne est allergique à une substance spécifique. Ces tests consistent à introduire une petite quantité de l'allergène suspecté dans la peau et à observer la réaction.

Techniques de tests cutanés :

Test par prick (ou puncture) :

Une goutte contenant l'allergène est placée sur la peau, généralement sur l'avant-bras ou le dos.

La peau sous la goutte est légèrement piquée à l'aide d'une petite aiguille ou d'une lancette.

Si une réaction allergique se produit, une papule (élévation de la peau) entourée d'une zone rougeâtre apparaîtra en 15 à 20 minutes.

Test intradermique :

Une petite quantité de l'allergène est injectée directement dans le derme à l'aide d'une seringue fine.

Cette méthode est plus sensible que le test par prick, mais elle est également plus susceptible de produire des réactions faussement positives. Elle est souvent utilisée pour tester les allergies aux médicaments ou aux venins d'insectes.

Patch test (ou test épicutané) :

Des allergènes sont appliqués sur des patchs qui sont ensuite collés sur la peau, généralement sur le dos.

Ces patchs sont généralement laissés en place pendant 48 heures, après quoi ils sont retirés et une première lecture est effectuée. Une deuxième lecture est souvent réalisée 72 à 96 heures après l'application.

Il est utilisé pour diagnostiquer la dermatite de contact allergique.

Interprétation des résultats :

Réaction positive : apparition d'une papule, souvent accompagnée de rougeurs et de démangeaisons. La taille de la papule est souvent mesurée. Une réaction plus grande suggère une sensibilité plus importante, mais cela ne prédit pas nécessairement la sévérité des symptômes en cas d'exposition réelle à l'allergène.

Réaction négative : absence de papule ou de rougeur. Cela suggère que le patient n'est pas sensibilisé à l'allergène testé.

Réaction douteuse ou faussement positive : une petite réaction qui peut être due à d'autres facteurs que l'allergie, tels que l'irritation.

Réaction faussement négative : absence de réaction bien que le patient soit allergique. Cela peut se produire si le patient prend des antihistaminiques ou si le test n'est pas réalisé correctement.

Précautions :

Certains médicaments, en particulier les antihistaminiques, peuvent interférer avec les tests cutanés et doivent être arrêtés avant le test, selon les recommandations du médecin.

Les tests cutanés ne doivent pas être réalisés pendant une poussée d'eczéma sévère ou si le patient a récemment eu une réaction anaphylactique.

Les tests cutanés sont un outil précieux pour identifier les allergènes responsables des symptômes allergiques. Cependant, ils doivent être réalisés et interprétés par un spécialiste formé en allergologie pour obtenir des résultats précis et éviter les complications.

Traitement et prise en charge des manifestations cutanées

Les manifestations cutanées allergiques, telles que l'urticaire, la dermatite atopique (eczéma) et le contact dermatitis, nécessitent une prise en charge ciblée pour contrôler les symptômes, prévenir les exacerbations et améliorer la qualité de vie du patient. Voici un aperçu du traitement et de la prise en charge de ces manifestations :

1. Urticaire :

Antihistaminiques : Ils sont le pilier du traitement. Les antihistaminiques de deuxième génération, tels que la cétirizine, la fexofénadine et la loratadine, sont préférés car ils provoquent moins de somnolence.

Corticostéroïdes oraux : Utilisés pour les poussées sévères d'urticaire, mais leur utilisation à long terme est évitée en raison d'effets secondaires.

Omalizumab : Un anticorps monoclonal utilisé pour traiter l'urticaire chronique spontanée qui ne répond pas aux antihistaminiques.

2. Dermatite atopique (Eczéma) :

Hydratation : L'application régulière d'émollients aide à réparer la barrière cutanée et à prévenir la sécheresse.

Corticostéroïdes topiques : Ils sont utilisés pour réduire l'inflammation. La puissance du stéroïde est choisie en fonction de la gravité de l'eczéma.

Inhibiteurs topiques de la calcineurine : Tacrolimus et pimécrolimus peuvent être utilisés en cas d'intolérance ou de résistance aux corticostéroïdes.

Dupilumab : Un anticorps monoclonal utilisé pour le traitement de la dermatite atopique modérée à sévère chez les adultes et certains adolescents.

Phototherapie : Exposition contrôlée aux UVB pour traiter l'eczéma sévère.

3. Dermatite de contact :

Éviter l'allergène : Une fois l'allergène identifié par un patch test, le patient doit éviter tout contact avec lui.

Corticostéroïdes topiques : Utilisés pour réduire l'inflammation.

Compresses humides : Aident à réduire l'inflammation et à soulager les symptômes.

Mesures générales :

Éducation du patient : Les patients doivent être informés de la nature de leur affection, des déclencheurs potentiels et de la manière de gérer et de prévenir les poussées.

Éviter les irritants : Parfums, teintures, certains savons et détergents peuvent aggraver les symptômes cutanés. Utilisez des produits hypoallergéniques et non parfumés.

Contrôle des démangeaisons : Garder les ongles courts, utiliser des antihistaminiques et éviter les facteurs déclenchants peut aider à contrôler les démangeaisons.

Psychothérapie : Le stress peut être un déclencheur pour certaines affections cutanées. La gestion du stress par la méditation, la relaxation ou la psychothérapie peut être bénéfique.

La prise en charge des manifestations cutanées nécessite souvent une approche multidisciplinaire impliquant dermatologues, allergologues, infirmières spécialisées et autres professionnels de santé.

Chapitre 27:
LES NOUVELLES THÉRAPIES CIBLÉES

Les anticorps monoclonaux en allergologie

Les anticorps monoclonaux (mAbs) sont des molécules conçues pour cibler spécifiquement une seule cible protéique. Dans le domaine de l'allergologie, ils sont utilisés pour cibler et neutraliser des molécules clés impliquées dans la réponse allergique. Ces médicaments offrent une approche ciblée pour le traitement de certaines allergies et maladies associées, en particulier lorsque les traitements standard ne sont pas efficaces ou sont mal tolérés.

Quelques anticorps monoclonaux utilisés en allergologie comprennent:

Omalizumab (Xolair):

Cible: Immunoglobuline E (IgE). En se liant à l'IgE, omalizumab empêche cette dernière de se fixer sur les mastocytes et les basophiles, réduisant ainsi la libération d'histamine et d'autres médiateurs inflammatoires.

Indications: Asthme allergique modéré à sévère, urticaire chronique spontanée.

Dupilumab (Dupixent):

Cible: Sous-unités des récepteurs de l'interleukine 4 (IL-4) et IL-13, des cytokines clés impliquées dans la réponse inflammatoire de la dermatite atopique et de l'asthme.

Indications: Dermatite atopique modérée à sévère, asthme eosinophile, polypose nasosinusienne.

Mepolizumab (Nucala), Reslizumab (Cinqair), Benralizumab (Fasenra):

Cible: IL-5 ou son récepteur. L'IL-5 est essentielle pour la survie et la fonction des eosinophiles, des cellules qui jouent un rôle clé dans certains types d'asthme.

Indications: Asthme eosinophile sévère.

Tezepelumab:

Cible: Thymic stromal lymphopoietin (TSLP), une cytokine en amont qui joue un rôle dans l'initiation des réponses inflammatoires allergiques.

Indications: Asthme sévère non contrôlé.

Avantages des mAbs en allergologie:

- **Traitement ciblé**: Ils ciblent précisément des voies spécifiques impliquées dans la pathologie allergique.
- **Réponse durable**: Certains patients peuvent avoir une réponse prolongée même après l'arrêt du traitement.
- **Bien toléré**: Moins d'effets secondaires systémiques par rapport à d'autres traitements immunosuppresseurs.

Limitations:

- **Coût**: Les mAbs sont généralement coûteux.
- **Voie d'administration**: La plupart nécessitent une administration par injection.
- **Réponses variables**: Tous les patients ne répondent pas ou ne bénéficient pas de la thérapie.

La disponibilité et l'utilisation des anticorps monoclonaux en allergologie ont révolutionné la prise en charge de certaines maladies allergiques sévères. À mesure que la recherche progresse, d'autres cibles et anticorps monoclonaux seront probablement identifiés et mis à disposition pour traiter un éventail encore plus large de maladies allergiques et immunologiques.

Immunothérapie spécifique: avancées récentes

L'immunothérapie spécifique (ITS) ou désensibilisation allergénique est une approche thérapeutique utilisée depuis plus d'un siècle pour traiter certaines allergies. Elle consiste à administrer progressivement des doses croissantes d'un allergène spécifique au patient, dans le but de modifier sa réponse immunitaire à cet allergène et de réduire, voire éliminer, les symptômes lors des expositions ultérieures.

Voici quelques avancées récentes en matière d'immunothérapie spécifique :

ITS sublinguale (SLIT):

Le SLIT est une alternative à l'immunothérapie injectable (SCIT). Elle est administrée sous forme de comprimés ou de gouttes sous la langue.

Des produits SLIT ont été approuvés pour le pollen d'herbes, d'arbres, d'acariens et d'autres allergènes.

ITS pour les allergies alimentaires:

Des études ont montré des résultats prometteurs pour l'ITS par voie orale (OIT) pour les allergies au lait, à l'œuf, à l'arachide et à d'autres aliments.

En 2020, le premier traitement OIT pour l'allergie à l'arachide, Palforzia, a été approuvé aux États-Unis.

ITS combinée:

Pour les patients allergiques à plusieurs pollens ou allergènes, des traitements combinant plusieurs allergènes sont à l'étude.

Optimisation des protocoles:

De nouvelles approches visant à réduire la durée de l'ITS tout en augmentant son efficacité et sa sécurité sont à l'étude, telles que l'ITS à dose élevée et l'ITS ultrarapide.

Adjuvants et nouvelles formulations:

Des recherches sont en cours pour améliorer l'efficacité et la sécurité de l'ITS en utilisant des adjuvants (composés qui renforcent la réponse immunitaire) ou en modifiant la structure des allergènes.

ITS pour l'asthme sévère:

Bien que l'ITS soit traditionnellement utilisée pour les allergies respiratoires légères à modérées, des études sont en cours pour évaluer son efficacité chez les patients asthmatiques plus sévères.

Utilisation des biotechnologies:

Le développement d'allergoïdes modifiés (allergènes modifiés en laboratoire pour réduire leur capacité à provoquer une réaction allergique tout en conservant la capacité à induire une réponse immunitaire) est en cours.

Approches personnalisées:

Avec la compréhension croissante de la génétique et de la biologie des allergies, des approches d'ITS personnalisées basées sur le profil génétique ou immunologique du patient sont à l'étude.

L'ITS reste une des rares thérapies capables de modifier la progression naturelle de la maladie allergique. Avec les avancées récentes et celles à venir, son potentiel pour traiter un plus grand nombre d'allergies et de patients de manière plus efficace et sûre augmente.

Thérapies géniques et cellules souches pour les immunodéficiences

Les thérapies géniques et les approches basées sur les cellules souches ont transformé le traitement de certaines immunodéficiences primaires (IDP), qui sont des maladies héréditaires du système immunitaire. Ces avancées offrent l'espoir de traiter, voire de guérir, certains de ces troubles souvent débilitants et parfois mortels.

- Thérapie génique:
    - **Principe**: La thérapie génique vise à corriger le gène défectueux à l'origine de l'immunodéficience. Cela est généralement réalisé en introduisant une copie fonctionnelle du gène dans les cellules du patient.
    - **Applications**: La thérapie génique a été la plus réussie dans le traitement du déficit immunitaire combiné sévère (DICS), en particulier le DICS lié à l'X et le DICS causé par une déficience en ADA. D'autres IDP sont également en cours d'étude pour une intervention par thérapie génique.
    - **Méthodologie**: Typiquement, les cellules souches hématopoïétiques (qui donnent naissance à toutes les cellules du sang) sont prélevées chez le patient, modifiées en laboratoire pour introduire le gène correct, puis réinjectées dans le patient.
- Transplantation de cellules souches hématopoïétiques (TCSH):
    - **Principe**: La TCSH vise à remplacer le système immunitaire défectueux du patient par un système immunitaire sain, généralement provenant d'un donneur compatible.
    - **Applications**: La TCSH a été utilisée avec succès pour traiter plusieurs types d'IDP, dont

le DICS et la granulomatose septique chronique.

- **Défis**: La principale difficulté de la TCSH est de trouver un donneur compatible. Même en cas de compatibilité, il existe un risque de rejet ou de maladie du greffon contre l'hôte (GVH).
- Innovations et défis:
    - **Sécurité**: Les premières approches de thérapie génique ont été associées à un risque d'induction de leucémie. Les nouvelles techniques, comme l'utilisation de vecteurs viraux auto-inactivants, ont augmenté la sécurité.
    - **Édition génomique**: Des technologies telles que CRISPR-Cas9 permettent désormais de cibler et de corriger avec précision les mutations génétiques spécifiques responsables des IDP.
    - **Accessibilité**: Alors que ces thérapies offrent un potentiel révolutionnaire, leur coût élevé et leur disponibilité limitée peuvent entraver leur accessibilité pour tous les patients.

Les thérapies géniques et basées sur les cellules souches offrent un potentiel immense pour le traitement des immunodéficiences primaires. Alors que de nombreux défis subsistent, les avancées continues dans ces domaines offrent l'espoir d'options thérapeutiques améliorées pour les patients atteints d'IDP.

Le futur des traitements: recherche et innovations

Le domaine de l'allergologie et de l'immunologie est en constante évolution, avec de nombreuses innovations et recherches en cours. Voici un aperçu des tendances, des recherches et des innovations qui pourraient façonner l'avenir des traitements dans ce domaine :

- **Thérapies personnalisées** : Avec l'avènement de la génomique et des biotechnologies, les traitements peuvent être de plus en plus adaptés à l'individu, permettant des interventions plus ciblées et efficaces basées sur le profil génétique et immunologique du patient.
- **Microbiome et immunologie** : Le microbiome, en particulier le microbiome intestinal, est de plus en plus reconnu comme jouant un rôle clé dans la modulation du système immunitaire. Les recherches futures pourraient se concentrer sur la manipulation du microbiome pour traiter ou prévenir les maladies allergiques et immunologiques.
- **Immunothérapie de nouvelle génération** : De nouveaux modes d'administration, tels que les patchs cutanés ou les comprimés sublinguaux, ainsi que l'immunothérapie pour de nouveaux allergènes, sont en cours de développement.
- **Thérapies géniques et cellulaires** : Comme mentionné précédemment, ces thérapies offrent le potentiel de traiter ou même de guérir certaines immunodéficiences primaires.
- **Nanotechnologie** : La nanotechnologie pourrait être utilisée pour cibler plus efficacement les médicaments, réduisant les effets secondaires et augmentant l'efficacité des traitements.
- **Intelligence artificielle (IA) et médecine prédictive** : L'IA pourrait être utilisée pour analyser d'énormes ensembles de données, identifier des tendances ou des patterns, et même prédire les risques d'allergies ou d'immunodéficiences chez les individus.
- **Vaccins pour les allergies** : Des recherches sont en cours pour développer des vaccins qui pourraient

prévenir ou réduire la gravité des réactions allergiques.

- **Biologiques et petites molécules** : Les agents biologiques, tels que les anticorps monoclonaux, et les petites molécules ciblées continuent d'être développés pour traiter diverses conditions allergiques et immunologiques.
- **Éducation et sensibilisation** : Compte tenu de l'augmentation des allergies dans le monde, la sensibilisation et l'éducation du public, ainsi que la formation des professionnels de santé, seront essentielles pour prévenir et gérer ces conditions.
- **Approches intégratives** : En reconnaissant que les patients sont plus que la somme de leurs symptômes, une approche holistique de la prise en charge pourrait intégrer la nutrition, la psychologie, la physiothérapie et d'autres disciplines.

L'avenir des traitements en allergologie et immunologie est prometteur, avec une combinaison de nouvelles technologies, d'approches thérapeutiques innovantes et d'une compréhension plus profonde des mécanismes sous-jacents des maladies. La clé sera d'intégrer ces avancées d'une manière centrée sur le patient pour fournir des soins de la plus haute qualité.

Chapitre 28:
SOUTIEN PSYCHOLOGIQUE ET ACCOMPAGNEMENT

Impact psychologique des allergies chroniques

L'impact psychologique des allergies chroniques est souvent sous-estimé. Cependant, ces affections, comme toute maladie chronique, peuvent avoir des répercussions significatives sur le bien-être mental et émotionnel d'une personne. Voici quelques aspects de cet impact :

- **Anxiété et stress** : La peur des allergènes, en particulier dans le cas d'allergies graves comme l'allergie alimentaire où l'exposition accidentelle peut provoquer une anaphylaxie, peut causer une anxiété constante. Les personnes allergiques peuvent également ressentir du stress en essayant d'éviter l'exposition et en gérant leurs symptômes.

- **Isolement social** : Les individus avec des allergies alimentaires, par exemple, peuvent éviter les sorties sociales où la nourriture est impliquée par crainte d'une réaction allergique. Ils peuvent également se sentir exclus ou incompris par leurs pairs.

- **Estime de soi et image corporelle** : Les symptômes d'allergies, comme l'eczéma ou la dermatite atopique, peuvent affecter l'apparence physique, ce qui peut avoir un impact sur l'estime de soi et l'image corporelle.

- **Dépression** : La gestion continue des allergies, l'isolement social, et les défis quotidiens peuvent conduire à des sentiments de tristesse, de désespoir, et même à la dépression.

- **Fatigue** : Les symptômes d'allergie, comme la congestion ou les éternuements, peuvent perturber le sommeil, ce qui peut entraîner une fatigue chronique et réduire la qualité de vie.
- **Impact sur la vie quotidienne** : Des activités simples et courantes, comme manger au restaurant, choisir des produits au supermarché, ou voyager, peuvent devenir complexes et stressantes pour les personnes souffrant d'allergies.
- **Épuisement émotionnel** : La vigilance constante nécessaire pour éviter les allergènes et gérer les symptômes peut conduire à un épuisement émotionnel.
- **Sentiments de frustration** : Les personnes atteintes d'allergies peuvent ressentir de la frustration face à des symptômes persistants, malgré leurs meilleurs efforts pour les gérer.
- **Impact sur les proches** : Les parents d'enfants allergiques peuvent ressentir de l'anxiété, de la culpabilité, et du stress concernant la santé et la sécurité de leur enfant.

Il est crucial pour les professionnels de la santé de reconnaître et d'aborder ces aspects psychologiques lors de la prise en charge des patients allergiques. Une approche globale, intégrant des interventions psychologiques et éducatives, peut aider les patients et leurs familles à mieux gérer les défis émotionnels associés aux allergies chroniques.

La gestion du stress et de l'anxiété chez les patients

La gestion du stress et de l'anxiété est une composante essentielle de la prise en charge globale des patients, en particulier de ceux souffrant de maladies chroniques comme les allergies. L'anxiété et le stress peuvent non seulement exacerber les symptômes physiologiques, mais également réduire la qualité de vie du patient. Voici quelques stratégies et approches pour aider à gérer le stress et l'anxiété chez les patients :

- **Éducation thérapeutique** : Informer les patients sur leur condition et leur traitement peut diminuer l'anxiété liée à l'inconnu. Une meilleure compréhension de leur état peut les aider à se sentir plus en contrôle.
- **Thérapies cognitivo-comportementales (TCC)** : La TCC est une forme de psychothérapie qui aide les individus à identifier et à modifier les pensées et les comportements négatifs qui peuvent contribuer à leur anxiété.
- **Techniques de relaxation** : Des méthodes telles que la respiration profonde, la méditation, et la relaxation musculaire progressive peuvent aider à réduire le stress et l'anxiété.
- **Exercice physique** : L'activité physique peut réduire le stress en libérant des endorphines, qui sont des analgésiques naturels, et en aidant les individus à se détourner de leurs soucis.
- **Thérapie de groupe** : Rejoindre un groupe de soutien où les individus peuvent partager leurs expériences et leurs sentiments peut offrir un espace sécurisé pour exprimer ses inquiétudes et apprendre des autres.
- **Thérapies complémentaires** : Des approches telles que l'acupuncture, le yoga, ou la massothérapie peuvent aider certains individus à gérer le stress.
- **Gestion du temps** : Aider les patients à organiser leur vie de manière à éviter le surmenage, à prendre des pauses et à prioriser leurs activités peut réduire le stress.

- **Évitement des stimulants** : Réduire ou éliminer la caféine et d'autres stimulants peut aider à diminuer l'anxiété chez certains individus.
- **Consultation spécialisée** : Dans les cas d'anxiété sévère, une référence à un psychologue ou à un psychiatre peut être nécessaire pour une évaluation et un traitement plus approfondis.
- **Médication** : Dans certains cas, des médicaments anxiolytiques ou antidépresseurs peuvent être prescrits pour aider à gérer l'anxiété. Ces médicaments doivent être prescrits avec prudence et sous surveillance médicale.
- **Planification et préparation** : Pour les patients allergiques, avoir un plan d'action clair en cas d'exposition à un allergène peut réduire l'anxiété.
- **Techniques de biofeedback** : Ces techniques enseignent aux patients comment contrôler certaines fonctions physiologiques pour aider à réduire le stress.

Il est crucial de reconnaître que chaque individu est unique. Ce qui fonctionne pour une personne peut ne pas fonctionner pour une autre. Une approche personnalisée et globale est donc essentielle pour gérer efficacement le stress et l'anxiété chez les patients.

Les groupes de soutien et réseaux d'entraide

Les groupes de soutien et les réseaux d'entraide jouent un rôle essentiel dans la prise en charge des patients atteints de maladies chroniques, y compris les allergies et les immunodéficiences. Ces groupes offrent une plateforme où les patients, leurs familles et leurs proches peuvent partager leurs expériences, échanger des informations et obtenir du soutien émotionnel. Voici les principales caractéristiques et avantages de ces groupes :

- **Soutien émotionnel** : Être entendu et compris par des personnes traversant des situations similaires peut atténuer les sentiments d'isolement et de stigmatisation. Le simple fait de savoir qu'on n'est pas seul peut avoir un impact profondément bénéfique sur le bien-être émotionnel.
- **Échange d'informations** : Les groupes de soutien offrent souvent une mine d'informations basées sur des expériences personnelles. Les participants peuvent partager des conseils pratiques, des astuces et des ressources qui ont fonctionné pour eux.
- **Éducation** : Ces groupes organisent souvent des sessions éducatives avec des professionnels de santé pour informer les membres des dernières avancées médicales, des nouvelles thérapies et des meilleures pratiques en matière de gestion de la maladie.
- **Avocat pour le changement** : Les groupes de soutien peuvent également fonctionner comme des associations de défense des droits des patients, militent pour des changements politiques, une meilleure prise en charge et des fonds pour la recherche.
- **Activités sociales et de loisirs** : Beaucoup de ces groupes organisent des événements sociaux, des sorties ou des ateliers qui offrent une évasion bienvenue de la routine quotidienne de gestion de la maladie.
- **Réseautage** : Les groupes permettent aux patients et aux familles de créer des réseaux de soutien solides, pouvant être utiles en cas de besoin, comme pendant une crise.
- **Renforcement de la résilience** : En partageant des histoires de succès, de défis surmontés et de leçons

apprises, les membres peuvent inspirer et renforcer la résilience des autres.

- **Soutien pour les familles et les proches** : Ces groupes offrent également une plateforme pour les familles et les proches des patients, leur permettant de comprendre la maladie, d'apprendre comment soutenir au mieux leur proche et de gérer leur propre stress.
- **Lien avec les professionnels de santé** : Certains groupes sont affiliés à des hôpitaux ou des cliniques et peuvent faciliter le lien avec des professionnels de santé pour des consultations, des conseils ou des traitements.
- **Soutien en ligne** : Avec l'avènement des technologies numériques, de nombreux groupes de soutien offrent désormais des plateformes en ligne, des forums et des groupes de discussion pour ceux qui ne peuvent pas assister physiquement aux réunions.

En intégrant un groupe de soutien ou un réseau d'entraide, les patients peuvent non seulement améliorer leur qualité de vie, mais aussi acquérir des compétences et des connaissances qui les aident à gérer efficacement leur condition. Il est important de choisir un groupe qui correspond aux besoins spécifiques du patient, dans une atmosphère bienveillante et respectueuse.

Techniques de counseling spécifiques pour les infirmières en allergologie

Le rôle de l'infirmière en allergologie va bien au-delà de la simple administration de soins médicaux. Les patients allergiques peuvent souvent ressentir de l'anxiété, du stress ou de la frustration liés à leur état. Le counseling par une infirmière peut aider ces patients à mieux comprendre, gérer et vivre avec leurs allergies. Voici quelques techniques de counseling spécifiques que les infirmières en allergologie peuvent adopter :

- **Écoute active** : Prêter une oreille attentive aux préoccupations, aux peurs et aux questions des patients est essentiel. Cela permet non seulement de recueillir des informations importantes pour le soin, mais aussi de montrer au patient qu'il est entendu et compris.
- **Techniques de questionnement** : Poser des questions ouvertes pour encourager les patients à partager leurs sentiments et expériences. Par exemple, "Comment vous sentez-vous face à votre allergie ?" ou "Quels défis rencontrez-vous au quotidien à cause de votre allergie ?".
- **Validation des sentiments** : Reconnaître et valider les sentiments du patient peut aider à renforcer le lien thérapeutique et à diminuer l'anxiété.
- **Éducation** : Fournir des informations claires et compréhensibles sur l'allergie, ses causes, les tests, les traitements et les mesures préventives. Cela peut aider à démystifier la maladie et à donner aux patients un sentiment de contrôle.
- **Stratégies d'adaptation** : Proposer des stratégies pour aider les patients à gérer le stress ou l'anxiété liés à leur allergie, telles que la relaxation, la méditation ou la tenue d'un journal.
- **Techniques d'affirmation de soi** : Encourager les patients à communiquer ouvertement avec leur entourage à propos de leurs allergies, à demander de l'aide si nécessaire et à défendre leurs besoins.
- **Conseils pratiques** : Offrir des suggestions sur la manière de gérer les situations quotidiennes, comme la préparation des repas pour éviter les allergènes ou la gestion des situations sociales.

- **Rôle des jeux et mises en situation** : Ceci est particulièrement utile pour les enfants. Jouer à des scénarios peut aider les enfants à comprendre leur allergie et à savoir comment réagir dans certaines situations, comme lorsqu'ils sont offerts un aliment auquel ils sont allergiques.
- **Groupes de soutien** : Encourager la participation à des groupes de soutien ou à des ateliers éducatifs où les patients peuvent partager leurs expériences et apprendre des autres.
- **Renforcement positif** : Encourager et féliciter les patients lorsqu'ils prennent des mesures pour gérer efficacement leur allergie, comme éviter les allergènes ou suivre un plan de traitement.

Il est important que l'infirmière en allergologie se forme régulièrement aux techniques de counseling et soit à jour avec les dernières recherches et recommandations dans le domaine de l'allergologie. Cela lui permettra de fournir un soutien efficace et fondé sur des données probantes à ses patients.

Chapitre 29:
ALLERGIES MÉDICAMENTEUSES

Mécanismes et manifestations des réactions médicamenteuses

Les réactions médicamenteuses peuvent varier considérablement en gravité et en présentation. Elles sont classées en plusieurs types, en fonction de leurs mécanismes sous-jacents. Comprendre ces mécanismes est essentiel pour poser un diagnostic correct, éviter des réactions futures et fournir un traitement approprié.

1. Types de réactions médicamenteuses:

Type I (Réactions immédiates ou hypersensibilité immédiate) :

- Mécanisme: Ces réactions sont médiées par des anticorps IgE qui se lient à un médicament. Lors de l'exposition ultérieure, le médicament se lie à ces IgE, déclenchant une libération d'histamine et d'autres médiateurs chimiques des mastocytes et des basophiles.
- Manifestations: urticaire, angio-œdème, rhinite, asthme, anaphylaxie.
- Exemples de médicaments: pénicilline, céphalosporines.

Type II (Cytotoxicité) :

- Mécanisme: Les anticorps se lient directement à une cellule cible, conduisant à sa destruction.
- Manifestations: anémie hémolytique, thrombopénie, agranulocytose.
- Exemples de médicaments: pénicilline, quinidine, méthyl-dopa.

270

Type III (Réactions par complexes immuns) :
- Mécanisme: Les complexes médicament-anticorps se déposent dans les tissus, provoquant une inflammation.
- Manifestations: fièvre, éruptions cutanées, arthralgie, glomérulonéphrite.
- Exemples de médicaments: sulfonamides, pénicilline, phénytoïne.

Type IV (Réactions retardées ou hypersensibilité à médiation cellulaire) :
- Mécanisme: Médiée par les lymphocytes T, qui sont activés par le médicament ou ses métabolites.
- Manifestations: dermatite de contact, éruption maculopapulaire, fièvre médicamenteuse.
- Exemples de médicaments: anticonvulsivants, sulfonamides, allopurinol.

2. Autres réactions médicamenteuses non-immunologiques:

- **Intolérance médicamenteuse**: semblable à une réaction allergique, mais sans mécanisme immunologique. Par exemple, les bouffées vasomotrices causées par la niacine.
- **Toxicité**: des effets secondaires prévisibles et dose-dépendants, tels que la toxicité rénale des aminosides.
- **Effets idiosyncrasiques**: effets rares et imprévisibles qui ne sont pas dose-dépendants. Par exemple, l'anémie aplasique induite par le chloramphénicol.
- **Interactions médicamenteuses**: lorsque deux médicaments ou plus pris ensemble provoquent un effet qui ne se produit pas lorsqu'ils sont pris séparément.

3. Diagnostic et prise en charge:

- Un historique médical détaillé, y compris le moment de la prise du médicament, les symptômes et leur évolution.
- Les tests cutanés peuvent être utiles pour certaines réactions allergiques médicamenteuses.
- La prise en charge immédiate peut inclure l'arrêt du médicament en cause, la fourniture de traitements symptomatiques (par exemple, les antihistaminiques pour une urticaire) et, dans les cas graves, une intervention médicale d'urgence (comme l'administration d'épinéphrine pour l'anaphylaxie).

Il est crucial pour les professionnels de santé de reconnaître les réactions médicamenteuses, de les différencier d'autres affections et de fournir une prise en charge adéquate pour éviter des complications potentiellement mortelles.

Protocoles de désensibilisation

La désensibilisation, également appelée immunothérapie d'induction de tolérance, est un processus par lequel un patient est progressivement exposé à un agent allergène ou médicamenteux pour augmenter le seuil de tolérance à cet agent. Ce processus est couramment utilisé pour les allergies médicamenteuses, notamment en cas de nécessité absolue d'un médicament pour lequel il n'existe pas d'alternative adéquate.

Indications pour la désensibilisation:
- Allergie à un médicament essentiel pour lequel il n'existe pas d'alternative thérapeutique équivalente.
- Allergies aux venins d'hyménoptères pour prévenir des réactions anaphylactiques futures.

- Certaines allergies alimentaires, bien que cette indication soit encore à l'étude.

Protocole général de désensibilisation:

- **Évaluation initiale:** Avant de commencer la désensibilisation, une évaluation complète de la réaction allergique est nécessaire. Cela inclut une anamnèse détaillée de la réaction et, si possible, des tests cutanés.

- **Environnement contrôlé:** La désensibilisation doit toujours être effectuée dans un environnement médicalisé, où l'équipement et les médicaments nécessaires à la prise en charge d'une réaction anaphylactique sont immédiatement disponibles.

- **Administration progressive:** Le médicament ou l'allergène est administré en commençant par une dose très faible, qui est progressivement augmentée selon un protocole prédéfini. Cela peut se faire sur plusieurs heures à plusieurs jours.

- **Surveillance continue:** Le patient est surveillé en continu pendant le processus pour détecter toute réaction indésirable.

- **Dose d'entretien:** Une fois la dose thérapeutique atteinte sans réaction, le médicament peut être administré selon le schéma thérapeutique normal.

Quelques exemples de protocoles spécifiques:

- **Désensibilisation aux antibiotiques (par exemple, la pénicilline):** Le protocole commence par une dose très faible, généralement diluée, du médicament, qui est doublée toutes les 15 à 30 minutes jusqu'à ce que la dose thérapeutique soit atteinte.

- **Désensibilisation aux venins d'hyménoptères:** Cette procédure se fait généralement sur une période plus longue, commençant par une injection de venin très dilué, avec des augmentations progressives à des intervalles définis, jusqu'à atteindre la dose d'entretien.

- **Désensibilisation à l'aspirine:** Ce protocole est souvent utilisé chez les patients atteints de polypose nasale et d'asthme exacerbé par l'aspirine. Il commence par une dose très faible d'aspirine, qui est augmentée progressivement jusqu'à la dose souhaitée.

Risques associés à la désensibilisation:
Malgré toutes les précautions, il y a toujours un risque de réaction allergique pendant la désensibilisation. Cependant, avec une surveillance étroite, ces réactions sont généralement moins graves que si le médicament était administré en dose normale sans désensibilisation.

La désensibilisation est une technique puissante qui permet aux patients allergiques d'être traités avec des médicaments ou des allergènes essentiels. Elle doit toujours être effectuée sous la supervision d'un allergologue ou d'un professionnel de santé formé.

Conseils pour éviter les interactions et expositions

Éviter les interactions et les expositions à des agents allergènes ou des médicaments potentiellement nocifs est essentiel pour prévenir des réactions indésirables. Voici quelques conseils généraux, suivis de recommandations spécifiques en fonction du type d'allergène ou de médicament:

Conseils généraux:
- **Connaissance des allergènes/médicaments:** Soyez conscient des substances auxquelles vous êtes allergique ou intolérant.
- **Lire les étiquettes:** Que ce soit pour des aliments, des médicaments, ou des produits cosmétiques,

toujours lire attentivement les étiquettes pour repérer la présence d'un allergène potentiel.

- **Éduquer l'entourage:** Assurez-vous que votre famille, vos amis, et vos collègues connaissent vos allergies pour aider à prévenir une exposition accidentelle.
- **Porter un bracelet médical:** Un bracelet ou une carte médicale peut informer rapidement les professionnels de santé en cas d'urgence.
- **Avoir un plan d'action:** Ayez un plan en cas d'exposition accidentelle, et gardez toujours à portée de main les médicaments nécessaires (par exemple, un auto-injecteur d'épinéphrine pour les allergies sévères).

Conseils spécifiques:
- Allergies alimentaires:
  - Évitez les restaurants où la contamination croisée est probable.
  - Lorsque vous mangez à l'extérieur, informez toujours le personnel de vos allergies.
  - Apprenez à cuisiner à la maison et à préparer des repas sans allergènes.
- Allergies médicamenteuses:
  - Informez tous vos prestataires de soins de santé de vos allergies.
  - Lors de la prescription d'un nouveau médicament, vérifiez avec le pharmacien toute interaction ou similitude avec un médicament allergène.
  - Tenez une liste à jour de tous vos médicaments et allergies pour la partager en cas de besoin.
- Allergies aux piqûres d'insectes:
  - Portez des vêtements à manches longues et des chaussures fermées lors des activités extérieures.
  - Évitez les parfums ou lotions parfumées qui attirent les insectes.

- Restez vigilant près des nids ou des zones où les insectes sont communs.
- Allergies aux pollens et autres allergènes extérieurs:
  - Restez à l'intérieur les jours de forte concentration pollinique ou pendant les pics d'allergènes.
  - Utilisez des filtres à air dans votre domicile.
  - Douchez-vous après avoir été à l'extérieur pour enlever les allergènes de votre peau et de vos cheveux.
- Allergies domestiques (acariens, moisissures, animaux de compagnie):
  - Utilisez des housses anti-acariens pour votre literie.
  - Maintenez un niveau d'humidité bas dans votre maison.
  - Passez régulièrement l'aspirateur avec un filtre HEPA et nettoyez fréquemment votre maison.
  - Évitez les tapis, privilégiez les sols durs.
- Réactions médicamenteuses:
  - Soyez conscient des médicaments et des suppléments que vous prenez, et de leurs interactions potentielles.
  - Consultez toujours un professionnel de santé avant d'ajouter un nouveau médicament ou supplément.

En suivant ces conseils et en restant informé et vigilant, vous pouvez réduire considérablement le risque d'expositions et d'interactions indésirables.

Rôle de l'infirmière dans la surveillance et l'éducation du patient

L'infirmière joue un rôle crucial dans la prise en charge des patients. Son rôle va bien au-delà des soins cliniques directs, englobant l'éducation, le conseil, la surveillance et la coordination des soins. En matière d'allergologie et d'immunologie, voici comment ces fonctions se manifestent:

1. Évaluation et surveillance:
   - **Évaluation initiale:** L'infirmière évalue les antécédents médicaux du patient, identifie les signes et symptômes d'allergies ou d'immunodéficience, et recueille des informations sur les déclencheurs potentiels ou les expositions récentes.
   - **Surveillance continue:** L'infirmière surveille régulièrement l'état du patient, notamment les signes vitaux, l'apparition de nouveaux symptômes ou l'aggravation des symptômes existants.
   - **Tests diagnostiques:** L'infirmière peut être impliquée dans la réalisation ou l'interprétation de tests cutanés ou d'autres tests diagnostiques.
2. Éducation du patient:
   - **Information sur la maladie:** Expliquer la nature de l'allergie ou de l'immunodéficience, ses causes, ses symptômes et son évolution.
   - **Gestion des médicaments:** Éduquer le patient sur les médicaments prescrits, leur mode d'action, la posologie, les effets secondaires potentiels, et les interactions médicamenteuses.
   - **Évitement des déclencheurs:** Conseiller le patient sur la manière d'éviter les allergènes ou les facteurs déclenchants, que ce soit dans l'alimentation, l'environnement ou les médicaments.
   - **Plan d'action en cas d'urgence:** Élaborer et enseigner un plan d'action pour les réactions

277

allergiques graves, y compris l'utilisation d'un auto-injecteur d'épinéphrine.

- **Auto-soins:** Encourager et enseigner au patient comment gérer ses symptômes à domicile, par exemple par des techniques de désensibilisation ou d'hygiène.

3. Coordination des soins:
   - **Liaison avec d'autres professionnels de santé:** L'infirmière travaille en étroite collaboration avec les médecins, les pharmaciens, les diététiciens, les thérapeutes respiratoires et d'autres professionnels de santé pour assurer une prise en charge complète.
   - **Planification de la sortie:** L'infirmière joue un rôle essentiel dans la planification de la sortie de l'hôpital, en veillant à ce que le patient dispose de tous les médicaments, équipements et instructions nécessaires.

4. Soutien émotionnel:
   - **Écoute et soutien:** Offrir une oreille attentive et apporter un soutien émotionnel aux patients et à leurs familles face aux défis posés par les allergies ou les immunodéficiences.
   - **Orientation:** Si nécessaire, orienter le patient vers des services de soutien psychologique ou des groupes de soutien.

L'infirmière en allergologie et immunologie, par sa formation et son expérience, est une ressource précieuse pour les patients et leur famille. Elle assure non seulement des soins de qualité, mais aussi une éducation et un soutien qui permettent au patient de gérer efficacement sa maladie au quotidien.

Chapitre 30:
VACCINATIONS ET IMMUNOLOGIE

Bénéfices et risques des vaccins pour les personnes allergiques

Les vaccins sont des outils essentiels pour la prévention des maladies infectieuses. Cependant, comme pour tout traitement médical, il existe des bénéfices et des risques associés à leur administration, en particulier chez les personnes allergiques. Voici un aperçu des bénéfices et des risques liés à la vaccination pour cette population :

Bénéfices :
- **Protection contre les maladies**: Les vaccins offrent une protection contre des maladies potentiellement graves et parfois mortelles.
- **Réduction de la transmission**: En protégeant les individus contre certaines infections, les vaccins réduisent également le risque de transmission dans la population, protégeant ainsi indirectement ceux qui ne sont pas vaccinés.
- **Prévention des complications**: Les personnes allergiques peuvent être plus susceptibles à certaines complications des maladies infectieuses. La vaccination peut réduire ce risque.
- **Diminution de l'utilisation des antibiotiques**: En prévenant certaines infections bactériennes, les vaccins peuvent réduire la nécessité d'utiliser des antibiotiques, contribuant ainsi à lutter contre la résistance aux antibiotiques.

Risques :
- **Réactions allergiques aux composants du vaccin**: Certains individus peuvent être allergiques à

des composants présents dans les vaccins, comme la gélatine ou les conservateurs. Ces réactions allergiques sont rares mais peuvent être graves.

- **Anaphylaxie**: Bien que très rare, une réaction anaphylactique est une complication sérieuse qui peut survenir après la vaccination. C'est pourquoi il est essentiel que la vaccination soit réalisée dans un environnement où l'on peut rapidement traiter une anaphylaxie.
- **Réactions locales**: Des douleurs, un gonflement ou une rougeur au site d'injection sont courants mais généralement bénins et temporaires.
- **Préoccupations spécifiques**: Les personnes ayant des antécédents d'allergies sévères, notamment à un composant d'un vaccin, devraient discuter des risques et des avantages de la vaccination avec leur allergologue.

Recommandations :

- **Consultation préalable**: Les personnes ayant des antécédents d'allergies sévères ou des réactions allergiques à un vaccin précédent devraient consulter un allergologue avant la vaccination.
- **Surveillance post-vaccination**: Il est recommandé de rester sous surveillance pendant 15 à 30 minutes après la vaccination, en particulier si l'individu a des antécédents d'allergies sévères, afin de détecter et de traiter rapidement toute réaction allergique.
- **Information**: Les patients doivent être informés des signes et symptômes d'une réaction allergique pour qu'ils puissent chercher de l'aide médicale si nécessaire.
- **Alternatives vaccinales**: Dans certains cas, s'il existe un risque d'allergie à un composant spécifique d'un vaccin, une version alternative du vaccin sans ce composant peut être disponible.

Bien que les vaccins présentent des risques pour les personnes allergiques, ces risques sont généralement faibles, surtout lorsqu'ils sont comparés aux bénéfices significatifs de la vaccination. Une communication ouverte avec les professionnels de santé et une évaluation préalable peuvent aider à minimiser ces risques.

Vaccinations
pour les patients immunodéprimés

La vaccination chez les patients immunodéprimés est un sujet important car ces patients sont à risque accru d'infections en raison de leur système immunitaire affaibli. Cependant, le choix des vaccins, leur timing et leur efficacité peuvent être différents pour cette population par rapport aux personnes immunocompétentes. Voici un aperçu de la vaccination chez les patients immunodéprimés :

Types d'immunodépression:
Il existe plusieurs types d'immunodépression, parmi lesquels :
- Congénitale ou primaire (comme les immunodéficiences primaires).
- Acquise ou secondaire (comme le VIH, la prise de médicaments immunosuppresseurs, la chimiothérapie, etc.).

Vaccins vivants atténués:
- Les vaccins vivants atténués contiennent des virus ou des bactéries vivantes qui ont été modifiés pour qu'ils ne provoquent pas de maladie.
- Ils sont généralement **contre-indiqués** chez les patients immunodéprimés en raison du risque d'infection.
- Exemples : ROR (rougeole, oreillons, rubéole), BCG, vaccin contre le zona, vaccin oral contre la polio, etc.

Vaccins inactivés:
- Ces vaccins contiennent des virus ou des bactéries qui ont été tués ou des fragments de ces agents pathogènes.
- Ils sont **généralement sûrs** pour les patients immunodéprimés.
- Cependant, leur efficacité peut être réduite chez ces patients.
- Exemples : vaccins contre la grippe, la polio inactivée, l'hépatite B, etc.

Recommandations spécifiques:
- **Avant une immunosuppression prévue** : Si possible, vacciner les patients avant le début d'une immunosuppression prévue (par exemple, avant une transplantation ou une chimiothérapie). Cela donne une meilleure chance d'une réponse immunitaire efficace.
- **Éviter les vaccins vivants** : Lorsque le patient est déjà immunodéprimé, éviter les vaccins vivants à moins que le bénéfice ne l'emporte clairement sur le risque.
- **Surveillance des titres d'anticorps** : Dans certains cas, il peut être utile de vérifier les titres d'anticorps après la vaccination pour évaluer la réponse immunitaire.
- **Vaccination des contacts** : Vacciner les membres de la famille et d'autres contacts étroits pour réduire le risque d'exposition du patient immunodéprimé. Cela crée un "bouclier" autour du patient.

Autres considérations:
- **Maladies prévisibles** : Dans certaines situations, comme avant une splénectomie, il est recommandé de vacciner contre des infections spécifiques (comme le pneumocoque).
- **Consultation spécialisée** : Il est crucial de consulter un spécialiste en immunologie ou en maladies infectieuses pour obtenir des recommandations

spécifiques sur la vaccination des patients immunodéprimés.

La vaccination des patients immunodéprimés est essentielle pour prévenir les infections. Cependant, leur plan de vaccination doit être soigneusement élaboré en fonction de la nature et du degré d'immunodépression, des risques associés aux vaccins spécifiques et du risque d'exposition à des agents pathogènes.

Gérer les réactions allergiques aux vaccins

La gestion des réactions allergiques aux vaccins est essentielle pour assurer la sécurité des patients tout en maintenant la confiance du public dans les programmes de vaccination. Bien que rares, les réactions allergiques aux vaccins peuvent survenir et doivent être prises en charge rapidement et efficacement.

Reconnaissance des réactions allergiques:
- Réactions immédiates:
    - Urticaire ou éruption cutanée
    - Gonflement du visage, des lèvres ou de la gorge
    - Difficulté à respirer ou respiration sifflante
    - Sensation de malaise ou faiblesse
    - Augmentation du rythme cardiaque
    - Diminution de la tension artérielle
- Réactions retardées:
    - Éruption cutanée, fièvre ou douleurs articulaires survenant plusieurs jours après la vaccination.

Prévention des réactions allergiques:
- Anamnèse détaillée:
    - Avant la vaccination, interrogez le patient sur les antécédents d'allergies, en particulier les réactions allergiques aux vaccins précédents ou à leurs composants.
- Connaître les composants du vaccin:
    - Certains patients peuvent être allergiques à des composants spécifiques des vaccins, tels que la gélatine, les antibiotiques résiduels ou les conservateurs. Connaître ces composants permet de choisir le vaccin approprié.
- Surveillance après la vaccination:
    - Il est courant de surveiller les patients pendant 15 minutes après la vaccination. Les personnes ayant des antécédents de réactions allergiques sévères à un vaccin ou à un de ses composants doivent être surveillées pendant 30 minutes.

Gestion des réactions allergiques:
- Arrêter l'administration du vaccin:
    - Si une réaction se produit pendant l'administration, arrêtez immédiatement.
- Appeler une aide médicale d'urgence:
    - Si les symptômes sont sévères, comme une anaphylaxie, appelez immédiatement les services d'urgence.
- Administration d'épinéphrine (adrénaline):
    - Pour les réactions sévères, l'épinéphrine est le traitement de choix. Elle doit être administrée par voie intramusculaire dans le muscle antérolatéral de la cuisse.
- Surveillance:
    - Surveillez étroitement le patient pour détecter tout signe d'aggravation ou d'amélioration.
- Autres traitements:
    - Antihistaminiques et corticostéroïdes peuvent être utilisés pour gérer les symptômes moins

sévères, mais ils ne remplacent pas l'épinéphrine pour les réactions sévères.

- Rapport:
  - Documentez la réaction et informez le fournisseur de soins primaires du patient. De plus, signaler la réaction à travers les systèmes nationaux de surveillance des effets indésirables des vaccins.
- Évaluation ultérieure:
  - Les patients ayant eu une réaction allergique à un vaccin doivent être évalués par un allergologue pour déterminer la cause exacte et pour décider de la sécurité d'administrations ultérieures du vaccin ou de vaccins similaires.

La plupart des réactions allergiques aux vaccins sont légères, mais une prise en charge rapide et appropriée est essentielle en cas de réaction sévère. Une bonne communication avec les patients concernant les risques et bénéfices, ainsi que la préparation à la gestion des réactions allergiques, sont essentielles pour assurer la sécurité des patients et maintenir la confiance dans les programmes de vaccination.

Rôle de l'infirmière dans l'éducation et la promotion de la vaccination

L'infirmière joue un rôle essentiel dans l'éducation et la promotion de la vaccination. Ses interventions sont cruciales pour garantir une couverture vaccinale optimale, prévenir les maladies infectieuses et garantir la santé publique. Voici les principales responsabilités et actions de l'infirmière dans ce domaine :

- Éducation des patients et du public :
  - Informer sur l'importance de la vaccination, les maladies prévenues, les bénéfices et les risques potentiels associés.
  - Démystifier les mythes et les idées fausses concernant les vaccins, souvent propagés par les médias sociaux ou les rumeurs.
  - Rassurer les parents hésitants en répondant à leurs préoccupations et en leur fournissant des informations basées sur des preuves.
- Évaluation de la santé et des antécédents vaccinaux :
  - Examiner les dossiers médicaux pour déterminer les vaccinations nécessaires selon l'âge, l'état de santé et les recommandations locales/nationales.
  - Identifier les contre-indications potentielles à la vaccination.
- Administration des vaccins :
  - Assurer une technique d'administration correcte et sécuritaire.
  - Surveiller les patients après la vaccination pour détecter d'éventuelles réactions indésirables.
- Documentation :
  - Tenir à jour les registres vaccinaux des patients.
  - Documenter les réactions indésirables éventuelles et signaler les événements indésirables graves aux autorités sanitaires compétentes.
- Sensibilisation communautaire :
  - Participer à des campagnes de vaccination dans la communauté, notamment dans les écoles, les centres de santé communautaires et lors d'événements spéciaux.

- Collaborer avec d'autres professionnels de santé pour renforcer les messages sur l'importance de la vaccination.
- Mise à jour continue :
    - Se tenir informée des dernières recommandations vaccinales, des nouvelles recherches et des meilleures pratiques en matière de vaccination.
    - Participer à des formations continues pour assurer une pratique basée sur des preuves.
- Gestion des hésitations vaccinales :
    - Identifier les patients ou les familles hésitants et entamer un dialogue ouvert et non conflictuel pour comprendre leurs préoccupations.
    - Fournir des informations claires, précises et basées sur des preuves pour aider à éclairer la décision.
- Plaidoyer :
    - Collaborer avec les décideurs, les organismes de santé publique et d'autres professionnels de santé pour promouvoir les politiques de vaccination.
    - S'engager dans des initiatives de plaidoyer pour renforcer l'importance de la vaccination et aborder les obstacles à la couverture vaccinale.
- Gestion des situations d'urgence :
    - Dans les contextes de flambées épidémiques, l'infirmière peut jouer un rôle clé dans la mise en œuvre rapide des campagnes de vaccination pour contrôler la propagation de la maladie.

L'infirmière est un acteur central dans la promotion de la vaccination, jouant un rôle à la fois éducatif, clinique, administratif et de plaidoyer. Sa capacité à éduquer, rassurer et prendre soin des patients fait d'elle un élément essentiel pour assurer la santé publique à travers la vaccination.

Chapitre 31:
ASPECTS ENVIRONNEMENTAUX INTÉRIEURS

Allergènes communs de l'environnement intérieur: acariens, moisissures, poils d'animaux

Les allergènes présents dans l'environnement intérieur peuvent causer divers symptômes chez les individus sensibles, allant d'une légère irritation à des réactions allergiques sévères. Voici une description détaillée des allergènes courants de l'environnement intérieur :

- Acariens :
    - **Description** : Ce sont de minuscules arachnides qui vivent dans la poussière de maison. Ils se nourrissent principalement de cellules de peau humaine morte.
    - **Sources principales** : Matelas, oreillers, couettes, tapis, rideaux, peluches et autres textiles.
    - **Symptômes courants** : Éternuements, congestion nasale, démangeaisons oculaires, asthme, éruptions cutanées.
    - **Prévention** : Utiliser des housses anti-acariens pour les matelas et oreillers, laver régulièrement la literie à haute température, maintenir un taux d'humidité bas, aspirer fréquemment avec un aspirateur doté d'un filtre HEPA.
- Moisissures :
    - **Description** : Les moisissures sont des champignons microscopiques qui se

289

développent dans des conditions d'humidité élevée.

- **Sources principales** : Salles de bains, caves, cuisines, pots de plantes, réfrigérateurs, fenêtres et zones où l'eau stagne.
- **Symptômes courants** : Éternuements, congestion nasale, toux, asthme, irritation des yeux, éruptions cutanées.
- **Prévention** : Maintenir une bonne ventilation, utiliser un déshumidificateur si nécessaire, nettoyer régulièrement les zones humides avec un produit antifongique, éliminer les fuites d'eau.

- Poils d'animaux :
  - **Description** : Il ne s'agit pas seulement des poils, mais aussi des squames (peaux mortes), de la salive, de l'urine et des sécrétions des glandes sébacées des animaux.
  - **Sources principales** : Animaux domestiques comme les chats, chiens, oiseaux, rongeurs.
  - **Symptômes courants** : Éternuements, congestion nasale, asthme, démangeaisons oculaires, éruptions cutanées.
  - **Prévention** : Si possible, éviter d'avoir des animaux domestiques si vous êtes allergique. Sinon, baigner régulièrement l'animal, aspirer fréquemment, éviter que l'animal n'entre dans les chambres, utiliser des purificateurs d'air, laver régulièrement la literie et les jouets de l'animal.

Il est essentiel de reconnaître ces sources d'allergènes dans l'environnement intérieur et de prendre des mesures pour les réduire. Pour les personnes sensibles, une réduction significative de l'exposition peut entraîner une amélioration des symptômes et une meilleure qualité de vie.

Conseils pour réduire l'exposition aux allergènes domestiques

Réduire l'exposition aux allergènes domestiques peut aider à prévenir ou à atténuer les symptômes allergiques. Voici quelques conseils pour minimiser l'exposition à ces allergènes dans votre maison :

- Acariens :
    - Utilisez des housses anti-acariens pour les matelas, oreillers et couettes.
    - Lavez régulièrement la literie à haute température (au moins 60°C).
    - Aspirez fréquemment avec un aspirateur doté d'un filtre HEPA (High Efficiency Particulate Air).
    - Évitez les tapis ou moquettes dans les chambres.
    - Maintenez un taux d'humidité bas, idéalement entre 30% et 50%.
    - Aérez régulièrement les pièces.
- Moisissures :
    - Assurez une bonne ventilation dans les pièces humides comme les salles de bains et cuisines.
    - Utilisez un déshumidificateur dans les zones humides.
    - Nettoyez régulièrement les surfaces avec des produits antifongiques.
    - Éliminez toute source de fuites d'eau rapidement.
    - Évitez de trop arroser les plantes d'intérieur.
- Poils et squames d'animaux :
    - Si possible, choisissez des animaux réputés pour produire moins d'allergènes (bien qu'aucun animal ne soit totalement hypoallergénique).

- Restreignez l'accès de vos animaux à certaines zones, surtout les chambres.
- Baignez et brossez régulièrement vos animaux.
- Aspirez régulièrement, et nettoyez les surfaces où l'animal passe le plus de temps.
- Utilisez des purificateurs d'air pour réduire les allergènes en suspension.
- Allergènes divers :
  - Évitez de fumer à l'intérieur.
  - Optez pour des rideaux et stores faciles à laver et faites-le régulièrement.
  - Évitez les meubles rembourrés ou choisissez des revêtements anti-allergènes.
  - Aérez régulièrement la maison pour renouveler l'air.
  - Utilisez des purificateurs d'air pour filtrer les allergènes.
- Cockroach (blatte) et autres insectes :
  - Conservez les aliments dans des récipients hermétiques.
  - Éliminez rapidement les restes et les miettes.
  - Utilisez des insecticides ou des pièges à cafards si nécessaire.
  - Réparez les fuites car les cafards sont attirés par l'eau.
- Pollen :
  - Gardez les fenêtres fermées pendant la saison des pollens.
  - Utilisez la climatisation avec un filtre propre.
  - Douchez-vous et changez de vêtements après avoir passé du temps à l'extérieur lors des pics de pollen.

En suivant ces conseils et en adaptant votre environnement, vous pouvez réduire considérablement votre exposition aux allergènes domestiques et améliorer votre qualité de vie.

Importance de l'air intérieur sain: humidité, ventilation, purificateurs

La qualité de l'air intérieur est cruciale pour la santé et le bien-être, car nous passons une grande partie de notre temps à l'intérieur. Les problèmes liés à la qualité de l'air intérieur peuvent avoir un impact direct sur la santé, notamment en exacerbant les allergies et les problèmes respiratoires. Voici pourquoi il est important de veiller à maintenir un air intérieur sain et comment certains facteurs comme l'humidité, la ventilation et les purificateurs d'air peuvent contribuer à cet équilibre :

- Humidité :
    - **Rôle** : Une humidité correctement régulée aide à prévenir la prolifération des acariens, des moisissures et certaines bactéries.
    - **Risques d'une humidité excessive** : Un taux d'humidité élevé favorise la croissance de moisissures et d'acariens, potentiellement allergènes.
    - **Risques d'une faible humidité** : Un air trop sec peut irriter les voies respiratoires, causer des sécheresses cutanées et augmenter la vulnérabilité aux infections virales.
    - **Recommandation** : Il est conseillé de maintenir l'humidité relative entre 30% et 50%.
- Ventilation :
    - **Rôle** : Une ventilation efficace renouvelle l'air intérieur, évacue les polluants et réduit les niveaux d'allergènes.
    - **Risques d'une ventilation insuffisante** : Cela peut entraîner une accumulation de polluants, comme le monoxyde de carbone, le radon, les composés organiques volatils (COV), le tabac et d'autres allergènes.

- **Recommandation** : Assurez-vous d'avoir une ventilation appropriée, en particulier dans les zones à forte humidité comme les salles de bains et la cuisine. L'utilisation de VMC (Ventilation Mécanique Contrôlée) est également recommandée.
- Purificateurs d'air :
  - **Rôle** : Ils filtrent l'air pour éliminer les particules, allergènes et parfois même les gaz. Ils peuvent être particulièrement utiles dans les zones à forte pollution ou pour les personnes souffrant d'allergies ou d'asthme.
  - **Effet** : Les purificateurs équipés de filtres HEPA (High Efficiency Particulate Air) sont efficaces pour éliminer de nombreuses particules, y compris certains allergènes comme les poils d'animaux, les pollens et les acariens.
  - **Recommandation** : Si vous envisagez d'utiliser un purificateur d'air, recherchez un modèle adapté à la taille de votre pièce et prenez en compte le type et la qualité du filtre.

Autres considérations :
- Veillez à réduire la source des polluants : évitez de fumer à l'intérieur, utilisez des produits ménagers écologiques, évitez les matériaux de construction et de décoration émettant des COV, etc.
- Les plantes d'intérieur peuvent également contribuer à améliorer la qualité de l'air, bien que leur efficacité soit sujette à débat.

Maintenir un air intérieur sain est crucial pour la santé. L'attention portée à l'humidité, à la ventilation et, si nécessaire, à la purification de l'air, peut améliorer considérablement le bien-être des occupants d'une habitation ou d'un lieu de travail.

Les défis
des environnements professionnels

Les environnements professionnels présentent des défis spécifiques en matière d'allergies et d'immunologie. Qu'il s'agisse d'un bureau, d'un chantier de construction, d'une usine ou d'un hôpital, chaque lieu de travail a ses propres risques. Voici certains des principaux défis liés aux environnements professionnels en ce qui concerne l'allergologie et l'immunologie :

- **Exposition à des allergènes spécifiques** : Certains métiers exposent les travailleurs à des allergènes particuliers. Par exemple :
  - Les boulangers peuvent être exposés à la farine.
  - Les coiffeurs peuvent être en contact avec des produits chimiques présents dans les teintures capillaires.
  - Les travailleurs de la santé peuvent être exposés au latex.
- **Maladies professionnelles** : L'exposition continue à certains produits ou substances peut entraîner des maladies professionnelles. Par exemple, l'amiante peut provoquer des maladies pulmonaires chez les personnes qui travaillent dans la construction.
- **Qualité de l'air intérieur** : Dans les bâtiments mal ventilés ou contenant des matériaux de construction dégageant des composés organiques volatils (COV), la qualité de l'air peut être compromise, augmentant ainsi les risques d'allergies et de problèmes respiratoires.
- **Stress et système immunitaire** : Le stress au travail peut affecter le système immunitaire, rendant les individus plus vulnérables aux infections.
- **Environnements confinés** : Dans des lieux tels que les mines ou les sous-marins, l'exposition à des

allergènes ou à des agents infectieux dans un espace confiné peut avoir des conséquences graves sur la santé.

- **Exposition à des agents infectieux** : Les travailleurs de la santé et ceux qui travaillent dans des laboratoires de recherche peuvent être exposés à des agents infectieux, nécessitant des protocoles stricts de prévention.
- **Défis de la prévention** : Identifier et réduire les risques professionnels nécessite des évaluations régulières des lieux de travail, une formation continue des employés et l'application de mesures de sécurité.
- **Reconnaissance et indemnisation** : Lorsqu'un travailleur développe une maladie ou une allergie liée à son travail, la reconnaissance de celle-ci comme maladie professionnelle et la mise en place d'une indemnisation peuvent être des processus complexes.

Pour gérer ces défis :

- **Formation et éducation** : Les employeurs doivent offrir des formations régulières sur les dangers potentiels et la manière de les éviter.
- **Évaluations régulières** : Les lieux de travail doivent être évalués régulièrement pour identifier les risques potentiels.
- **Équipements de protection individuelle** : Fournir et imposer l'utilisation d'équipements de protection adaptés, tels que des masques, des gants et des vêtements protecteurs.

La prévention et la gestion des allergies et des problèmes immunologiques dans les environnements professionnels nécessitent une collaboration entre employeurs, employés, professionnels de la santé et experts en santé au travail.

Chapitre 32:
ASPECTS ÉPIDÉMIOLOGIQUES

Tendances et statistiques mondiales des allergies

Les allergies sont parmi les maladies chroniques les plus courantes à travers le monde. Au cours des dernières décennies, on a observé une augmentation significative de la prévalence de différentes formes d'allergies dans de nombreuses régions du monde. Voici un aperçu des tendances et des statistiques mondiales concernant les allergies :

*   **Augmentation de la prévalence** : De nombreuses études ont montré une augmentation de la prévalence des allergies, en particulier dans les pays industrialisés. Les maladies allergiques, telles que l'asthme, la rhinite allergique, la dermatite atopique et les allergies alimentaires, ont augmenté en fréquence.
*   Allergies alimentaires :
    *   Les allergies alimentaires, en particulier chez les enfants, sont en hausse. Les allergènes alimentaires courants comprennent les arachides, le lait, les œufs, le soja, le blé, les noix, le poisson et les crustacés.
    *   Dans certains pays, comme les États-Unis, jusqu'à 8% des enfants sont affectés par une forme d'allergie alimentaire.
*   **Asthme** : L'asthme est l'une des maladies chroniques les plus courantes chez les enfants et affecte également un grand nombre d'adultes. Sa prévalence a augmenté au cours des 20 à 30 dernières années.

- Impact des changements environnementaux :
    - L'augmentation des niveaux de pollution et les changements climatiques ont été associés à une augmentation de la prévalence des allergies respiratoires.
    - Le phénomène de "l'effet d'hygiène", où une moindre exposition aux infections pendant l'enfance est supposée conduire à une augmentation des réponses allergiques, a également été proposé comme une raison possible.
- Répartition géographique :
    - Bien que les maladies allergiques soient courantes dans les pays industrialisés, elles sont également en augmentation dans les pays en développement à mesure que ces derniers s'urbanisent.
    - Il existe des variations régionales dans la prévalence de certaines allergies, probablement en raison de différences environnementales, génétiques et de mode de vie.
- **Facteurs de risque** : Outre la génétique, d'autres facteurs de risque comprennent les infections virales précoces, la pollution, l'exposition à certains allergènes pendant l'enfance et les habitudes alimentaires.
- **Coûts économiques** : Les allergies entraînent des coûts significatifs pour les systèmes de santé en raison des hospitalisations, des médicaments et de la perte de productivité. Elles peuvent également entraîner des coûts indirects, tels que des jours d'école ou de travail manqués.
- **Sensibilisation et éducation** : La sensibilisation aux allergies et à leur gestion est essentielle. De nombreux pays ont mis en place des programmes pour éduquer le public et les professionnels de la santé sur la prévention et le traitement des allergies.

La santé publique croissant à l'échelle mondiale. Une meilleure compréhension des causes sous-jacentes et une sensibilisation accrue peuvent aider à élaborer des stratégies de prévention et de traitement plus efficaces.

Facteurs de risque et prédispositions

Les allergies sont le résultat d'une réaction exagérée du système immunitaire à des substances qui sont généralement inoffensives pour la plupart des individus. Plusieurs facteurs de risque et prédispositions peuvent augmenter la probabilité de développer une allergie. Voici un aperçu des principaux facteurs de risque et prédispositions associés aux allergies :

- Facteurs génétiques :
    - **Prédisposition familiale** : Avoir des parents ou des frères et sœurs qui souffrent de maladies allergiques, telles que l'asthme, la rhinite allergique ou l'eczéma, augmente le risque de développer une allergie.
- Facteurs environnementaux :
    - **Exposition précoce** : Une exposition précoce à certains allergènes pendant l'enfance peut augmenter le risque de développer des allergies. Cependant, il existe également des preuves suggérant qu'une exposition régulière à des allergènes pendant la petite enfance peut avoir un effet protecteur.
    - **Pollution** : La pollution de l'air, en particulier la pollution intérieure due à des facteurs tels que le tabagisme passif, peut augmenter le risque d'allergies respiratoires.
    - **Changements climatiques** : Les changements dans les niveaux de pollens et d'autres allergènes aéroportés en raison des

changements climatiques peuvent affecter la sensibilité allergique.

- **Exposition professionnelle** : L'exposition à certains produits chimiques ou matériaux sur le lieu de travail peut entraîner des allergies professionnelles.

- Facteurs de santé :

  - **Infections précoces** : Certaines infections virales ou bactériennes pendant la petite enfance peuvent augmenter le risque d'allergies. Par exemple, les infections respiratoires précoces peuvent être associées à un risque accru d'asthme.

  - **Mode de naissance** : Il a été suggéré que la césarienne peut être associée à un risque légèrement accru d'allergies, peut-être en raison des différences dans l'exposition microbienne à la naissance.

- Autres facteurs :

  - **Effet d'hygiène** : L'hypothèse de l'effet d'hygiène suggère que vivre dans un environnement trop propre, avec moins d'exposition à des microbes, peut augmenter le risque d'allergies.

  - **Mode de vie** : Une alimentation déséquilibrée, l'obésité et le manque d'activité physique peuvent également contribuer au risque d'allergies.

  - **Âge** : Bien que les allergies puissent se développer à tout âge, elles sont plus courantes chez les enfants. Cependant, certains types d'allergies, notamment les allergies médicamenteuses, sont plus courants chez les adultes.

Il est à noter que les allergies résultent souvent d'une combinaison complexe de facteurs génétiques et environnementaux. Comprendre ces facteurs de risque et prédispositions peut aider à élaborer des stratégies de prévention et à identifier les individus à risque.

Comprendre l'augmentation des allergies au cours du temps

L'augmentation des allergies au cours des dernières décennies est un phénomène complexe et multifactoriel. Plusieurs théories et études ont tenté d'expliquer cette tendance croissante. Voici quelques-unes des principales raisons et théories qui pourraient expliquer cette augmentation :

- **L'hypothèse de l'hygiène** : Cette théorie suggère que vivre dans des environnements plus stériles et avoir moins d'infections pendant l'enfance peut rendre le système immunitaire moins tolérant et plus susceptible de réagir à des substances inoffensives. En d'autres termes, une exposition moindre à des agents infectieux durant la petite enfance pourrait prédisposer à un risque accru d'allergies.
- Changements environnementaux :
    - **Pollution** : L'exposition à des polluants atmosphériques, tels que les particules fines ou les gaz d'échappement des véhicules, peut sensibiliser les voies respiratoires et augmenter le risque d'allergies respiratoires.
    - **Changements climatiques** : L'augmentation des températures et des niveaux de CO_2 peut entraîner une production accrue de pollen par certaines plantes, prolongeant ainsi la saison pollinique.
- Facteurs alimentaires :
    - **Alimentation occidentale** : Une alimentation riche en graisses saturées, en sucre et pauvre

en fibres pourrait jouer un rôle dans l'augmentation des allergies.

- **Introductions tardives d'aliments allergènes** : Dans le passé, les recommandations suggéraient souvent de retarder l'introduction d'aliments potentiellement allergènes. Cependant, des études plus récentes suggèrent que l'introduction précoce de ces aliments pourrait en fait réduire le risque d'allergies.
- **Utilisation d'antibiotiques** : La prise d'antibiotiques, surtout durant les premières années de vie, peut perturber le microbiote intestinal, ce qui pourrait augmenter le risque d'allergies.
- **Vie à l'intérieur** : Passer plus de temps à l'intérieur, avec une ventilation réduite et une exposition accrue à des allergènes intérieurs tels que les acariens, peut augmenter le risque d'allergies.
- **Facteurs génétiques** : Bien que les gènes n'aient pas changé aussi rapidement que l'incidence des allergies, il est possible que certains facteurs génétiques interagissent avec les facteurs environnementaux susmentionnés pour augmenter le risque d'allergies.
- **Urbanisation** : Vivre en milieu urbain, avec une exposition réduite à la diversité microbienne que l'on trouve dans les environnements ruraux, pourrait augmenter le risque d'allergies.
- **Pression sociale et diagnostic** : Une plus grande sensibilisation aux allergies et un accès amélioré aux soins peuvent conduire à un diagnostic plus fréquent.

Il est important de noter que l'augmentation des allergies est probablement due à une combinaison de plusieurs de ces facteurs. De plus, l'incidence des allergies peut varier selon les régions et les populations. Des recherches continuent d'être menées pour comprendre pleinement les causes de cette augmentation et pour développer des stratégies de prévention efficaces.

Importance
de la surveillance épidémiologique

La surveillance épidémiologique est un élément crucial de la santé publique. Elle fait référence à la collecte, l'analyse, l'interprétation et la diffusion régulière d'informations relatives à la santé, dans le but de prévenir et de contrôler les maladies. Voici pourquoi elle est d'une importance capitale :

- **Détection précoce des épidémies** : La surveillance permet de détecter rapidement l'apparition de nouvelles épidémies ou la recrudescence de maladies connues. Cette détection précoce facilite une intervention rapide, limitant ainsi la propagation.
- **Compréhension des tendances et des schémas** : En suivant l'évolution des maladies dans le temps, la surveillance épidémiologique permet d'identifier les tendances, les groupes à risque, les zones géographiques affectées et les saisons de prédilection de certaines maladies.
- **Évaluation des interventions** : La surveillance fournit des données pour évaluer l'efficacité des interventions mises en place, qu'il s'agisse de campagnes de vaccination, d'éducation à la santé ou de tout autre programme.
- **Allocation des ressources** : Grâce à la surveillance, les responsables de la santé publique peuvent allouer les ressources là où elles sont le plus nécessaires, en fonction de la prévalence ou de l'incidence des maladies.
- **Recherche** : Les données épidémiologiques alimentent la recherche, aidant à identifier les causes

des maladies, les facteurs de risque et les opportunités d'intervention.

- **Préparation et réponse aux urgences** : En cas d'épidémie ou de pandémie, disposer de données actualisées et précises est essentiel pour mettre en œuvre des réponses adaptées.
- **Élaboration des politiques de santé** : Les décideurs s'appuient sur les données de surveillance pour élaborer, adapter ou évaluer les politiques et les stratégies de santé publique.
- **Éducation du public** : Les informations issues de la surveillance peuvent être utilisées pour éduquer le public sur les risques sanitaires, les modes de transmission des maladies et les mesures préventives.
- **Liaison internationale** : Dans un monde de plus en plus interconnecté, la surveillance épidémiologique permet de partager des informations entre pays, facilitant ainsi la coordination des réponses en cas de menaces transfrontalières.
- **Identification des nouvelles menaces** : Outre les maladies connues, la surveillance épidémiologique peut aider à détecter l'apparition de nouvelles pathologies ou de nouvelles souches de maladies existantes.

La surveillance épidémiologique, lorsqu'elle est bien conduite, joue un rôle prépondérant dans la protection de la santé des populations. Elle nécessite une collecte rigoureuse des données, des analyses statistiques, une interprétation judicieuse et une communication efficace pour atteindre son plein potentiel.

Chapitre 33:
COLLABORATIONS
INTERPROFESSIONNELLES

Travail en équipe avec médecins, pharmaciens, diététiciens

Le travail en équipe multidisciplinaire, notamment en santé, est fondamental pour offrir des soins complets et coordonnés aux patients. Chaque professionnel apporte ses compétences spécifiques et une vision particulière de la prise en charge. Voici quelques points clés concernant le travail en équipe avec médecins, pharmaciens, diététiciens et autres professionnels de la santé :

- Complémentarité des compétences :
  - **Médecins** : Diagnostiquent, prescrivent des traitements et coordonnent les soins.
  - **Pharmaciens** : Conseillent sur les médicaments, leurs effets secondaires, interactions et assurent une dispensation correcte.
  - **Diététiciens** : Offrent des conseils nutritionnels adaptés à la pathologie ou à la condition du patient.
  - **Infirmières** : Assurent le suivi quotidien, l'administration des traitements, l'éducation thérapeutique et sont souvent le premier point de contact pour le patient.
- **Communication fluide** : Une communication ouverte et respectueuse est essentielle pour partager les informations, poser des questions, clarifier des doutes et discuter des meilleurs plans de traitement pour le patient.

- **Réunions régulières** : Ces rencontres permettent de discuter des cas complexes, d'ajuster les traitements et de s'assurer que chaque membre de l'équipe est sur la même longueur d'onde.
- **Centrage sur le patient** : L'objectif principal est toujours le bien-être du patient. Chaque professionnel doit mettre de côté les égos ou les divergences pour se concentrer sur ce qui est le mieux pour le patient.
- **Formation continue** : L'évolution constante des connaissances médicales nécessite que chaque membre de l'équipe se tienne informé. Cela permet également de mieux comprendre et respecter le rôle de chaque professionnel.
- **Rôle d'éducateur** : Outre les soins directs, l'équipe a également un rôle d'éducation. Que ce soit pour enseigner au patient comment gérer sa maladie, pour informer sur les effets secondaires des médicaments ou pour donner des conseils alimentaires adaptés.
- **Coordination des soins** : Assurer une transition fluide entre les différents niveaux de soins (hospitalisation, soins à domicile, consultations spécialisées) est crucial pour la continuité des soins.
- **Références et orientations** : En fonction des besoins du patient, l'équipe peut orienter vers d'autres spécialistes ou services (psychologie, physiothérapie, etc.).
- **Documentation et partage d'informations** : Conserver des dossiers à jour et accessibles à tous les membres de l'équipe permet d'assurer une prise en charge cohérente.
- **Respect mutuel** : Chaque membre de l'équipe doit valoriser et respecter les compétences et les opinions des autres, même en cas de désaccord.

L'approche multidisciplinaire est aujourd'hui reconnue comme étant l'une des plus efficaces pour assurer une prise en charge globale et personnalisée des patients. Elle requiert cependant une volonté de collaboration, de communication et de formation constante de la part de tous ses membres.

Importance de la communication et de la coordination des soins

La communication et la coordination des soins sont fondamentales dans le domaine de la santé pour assurer une prise en charge optimale des patients. Elles permettent non seulement d'améliorer les résultats cliniques, mais aussi de renforcer la relation patient-professionnel de santé, d'optimiser les ressources et de prévenir les erreurs médicales. Voici pourquoi ces deux éléments sont d'une importance capitale :

- Sécurité des Patients :
    - Une communication efficace réduit les risques d'erreurs médicales, d'omissions ou de doublons dans les prescriptions et les traitements.
    - Elle assure que chaque professionnel impliqué dans les soins d'un patient est informé des interventions, des allergies, des contre-indications et des antécédents médicaux.
- Continuité des Soins :
    - La coordination garantit une transition fluide entre les différents niveaux et acteurs de soins (hôpital, clinique, soins à domicile, médecin traitant, spécialistes...).
    - Elle évite les interruptions de traitement et s'assure que le patient reçoit des soins cohérents à chaque étape de son parcours médical.

- Optimisation des Ressources :
  - Évite les tests ou procédures redondantes, économisant du temps et des coûts.
  - Assure que les ressources médicales sont utilisées de manière efficiente.
- Satisfaction du Patient :
  - Une bonne communication et coordination renforcent la confiance du patient envers les professionnels de santé.
  - Elles garantissent que le patient est bien informé, ce qui peut réduire l'anxiété et favoriser l'adhésion au traitement.
- Décision Partagée :
  - La communication favorise la prise de décision partagée entre le patient et les professionnels de santé, permettant une prise en charge adaptée aux besoins et aux souhaits du patient.
- Gestion des Maladies Chroniques :
  - La coordination est essentielle pour les patients souffrant de maladies chroniques nécessitant l'intervention de multiples professionnels de santé.
- Renforcement de l'Équipe Médicale :
  - Une communication ouverte et respectueuse entre professionnels renforce la cohésion de l'équipe, permet de partager les connaissances et d'améliorer la prise en charge.
- Gestion des Situations d'Urgence :
  - Dans des situations critiques, une communication claire et rapide est essentielle pour agir efficacement et en toute sécurité.
- Éducation et Compréhension :
  - Une bonne communication assure que le patient comprend sa maladie, son traitement et les mesures qu'il doit prendre pour sa santé.

- Respect et Dignité :
  - En communiquant de manière empathique et en coordonnant les soins, les professionnels de santé témoignent du respect envers le patient, renforçant ainsi la relation thérapeutique.

La communication et la coordination des soins sont des piliers de la médecine moderne et centrée sur le patient. Leur mise en œuvre nécessite la formation, la volonté et des outils adaptés (comme les dossiers médicaux électroniques), mais les bénéfices pour le patient et le système de santé en général sont immenses.

Études de cas: réussites de collaborations interprofessionnelles

Les collaborations interprofessionnelles en santé sont essentielles pour une prise en charge globale et optimale du patient. Voici quelques études de cas illustrant des réussites notables grâce à ces collaborations :

1. Gestion de la Douleur Chronique :
Situation : Un patient souffrant de douleur chronique liée à l'arthrose était suivi par son médecin généraliste. Malgré plusieurs médicaments, la douleur persistait, affectant sa qualité de vie.
Intervention : Une équipe composée d'un rhumatologue, d'un physiothérapeute, d'un psychologue et d'un pharmacien a collaboré pour une prise en charge globale.
Résultat : Grâce à une approche combinée (ajustement des médicaments, thérapie physique, et stratégies de gestion du stress), la douleur du patient a été significativement réduite.

2. Prise en charge du Diabète :

Situation : Une patiente diabétique avait du mal à contrôler sa glycémie malgré ses médicaments.

Intervention : Une équipe comprenant un endocrinologue, un diététicien, une infirmière spécialisée en diabétologie et un podologue s'est penchée sur son cas.

Résultat : La patiente a bénéficié d'un régime alimentaire adapté, d'une éducation sur l'auto-surveillance glycémique, et d'une prise en charge de ses pieds (à risque d'ulcère). Son diabète est désormais bien équilibré.

3. Troubles de l'Alimentation chez les Adolescents :

Situation : Une adolescente souffrait d'anorexie mentale sévère.

Intervention : Une équipe composée d'un pédiatre, d'un psychiatre, d'une nutritionniste, et d'un psychologue a collaboré pour une prise en charge globale.

Résultat : L'adolescente a reçu un soutien médical, nutritionnel, et psychologique, et a progressivement repris du poids tout en traitant les causes sous-jacentes de son trouble.

4. Réhabilitation Post-AVC :

Situation : Un patient a subi un AVC avec une paralysie partielle du côté droit.

Intervention : Une équipe composée d'un neurologue, d'un kinésithérapeute, d'un ergothérapeute et d'un orthophoniste a pris en charge le patient.

Résultat : Après plusieurs mois de réhabilitation intégrée et interprofessionnelle, le patient a récupéré une grande partie de ses fonctions motrices et a réappris à parler correctement.

5. Gestion de la Démence :

Situation : Un patient âgé a été diagnostiqué avec une démence débutante.

Intervention : Une équipe comprenant un gériatre, un neurologue, une infirmière spécialisée en gériatrie, un psychologue, et un travailleur social a élaboré un plan de soins.

Résultat : Grâce à un suivi médical adapté, à une stimulation cognitive, et à un soutien social, la progression de la maladie a été ralentie, et le patient a pu rester chez lui plus longtemps que prévu.

Ces études de cas illustrent l'importance de la collaboration interprofessionnelle. Lorsque chaque professionnel apporte son expertise spécifique, les soins aux patients sont plus complets, plus efficaces et mieux adaptés à leurs besoins individuels.

Défis et meilleures pratiques pour une prise en charge intégrée

La prise en charge intégrée est un modèle de soins qui vise à répondre de manière coordonnée et globale aux besoins de santé d'une personne. Cette approche nécessite une collaboration étroite entre différents professionnels de santé et d'autres intervenants. Alors que ce modèle présente de nombreux avantages, tels que l'amélioration de la qualité des soins et la réduction des coûts, il comporte également des défis.

Défis de la prise en charge intégrée :

- **Communication Interprofessionnelle** : Une communication claire et efficace entre les professionnels est essentielle, mais elle peut être compliquée par des barrières linguistiques, des niveaux de formation différents ou des spécialisations variées.
- **Intégration Technologique** : L'utilisation de dossiers médicaux électroniques et d'autres

technologies peut varier d'un professionnel à l'autre, rendant la coordination difficile.

- **Formation et Éducation** : Tous les professionnels impliqués peuvent ne pas avoir la formation nécessaire pour travailler dans un cadre intégré.
- **Résistance au Changement** : Certains professionnels peuvent être réticents à adopter un nouveau modèle de soins par crainte de perdre leur autonomie professionnelle.
- **Questions Financières** : Le financement des soins intégrés peut être complexe, en particulier dans les systèmes de santé avec plusieurs payeurs.

Meilleures pratiques pour une prise en charge intégrée efficace :

- **Formation Interprofessionnelle** : Former les professionnels à travailler en équipe, à comprendre les rôles des autres et à communiquer efficacement.
- **Outils Technologiques Cohérents** : Adopter des plateformes technologiques communes, comme les dossiers médicaux électroniques, qui permettent une communication transparente et en temps réel.
- **Protocoles de Soins Établis** : Mettre en place des protocoles clairs pour la prise en charge des patients, en veillant à ce qu'ils soient adaptés aux besoins spécifiques de chaque patient.
- **Centres de Coordination** : Créer des centres ou des équipes spécifiques chargés de coordonner les soins, d'assurer la communication entre les professionnels et de suivre les plans de soins.
- **Évaluation Continue** : Mettre en place des mécanismes d'évaluation et de feedback pour évaluer régulièrement l'efficacité de la prise en charge intégrée et identifier les domaines d'amélioration.
- **Engagement du Patient** : Inclure le patient et sa famille dans le processus de prise de décision, et veiller à ce qu'ils soient informés et éduqués sur leur état de santé et leur plan de soins.

- **Financement Adapté** : Travailler avec les payeurs pour établir des modèles de financement qui soutiennent et encouragent la prise en charge intégrée.

La prise en charge intégrée, lorsqu'elle est mise en œuvre efficacement, a le potentiel d'améliorer la qualité des soins, d'augmenter la satisfaction des patients et des professionnels de santé, et de réduire les coûts. Une approche collaborative, soutenue par une formation appropriée, une technologie adaptée et un financement adéquat, est essentielle pour surmonter les défis et réaliser le plein potentiel de ce modèle.

Chapitre 34:
ÉVOLUTIONS ET DÉVELOPPEMENTS FUTURS EN ALLERGOLOGIE ET IMMUNOLOGIE

Les nouvelles recherches et traitements

Les domaines de l'allergologie et de l'immunologie sont en constante évolution, avec des avancées majeures dans la compréhension des mécanismes sous-jacents et le développement de traitements innovants. Voici un aperçu de certaines des nouvelles recherches et des traitements prometteurs :

- **Biologie des Anticorps Monoclonaux** : Ces médicaments, spécifiquement conçus pour cibler certaines protéines impliquées dans les réactions allergiques et immunitaires, offrent des options de traitement pour des maladies comme l'asthme sévère, la dermatite atopique, et d'autres allergies sévères.
- **Thérapies Géniques** : Des progrès ont été réalisés dans le traitement des déficits immunitaires primaires grâce à la thérapie génique. Ces techniques visent à corriger le défaut génétique à l'origine de la maladie.
- **Microbiome et Allergies** : La recherche explore comment le déséquilibre des bactéries intestinales (microbiome) peut influencer le développement d'allergies. Les probiotiques et autres interventions pour restaurer un microbiome sain sont étudiés pour prévenir ou traiter les allergies.
- **Désensibilisation Rapide** : Des protocoles accélérés pour la désensibilisation aux allergènes, comme les aliments ou les venins d'insectes, sont en

développement. Ces techniques permettent une désensibilisation en quelques heures plutôt qu'en plusieurs mois.

- **Vaccins pour les Allergies** : Des vaccins sont à l'étude pour traiter ou prévenir certaines allergies, notamment les allergies alimentaires.
- **Traitement des Allergies Alimentaires** : De nouveaux traitements, comme les patchs cutanés d'immunothérapie et les thérapies orales, sont testés pour traiter des allergies alimentaires comme celle à l'arachide.
- **Thérapies Basées sur les Cellules Souches** : Les cellules souches peuvent avoir le potentiel de régénérer ou de réparer les tissus endommagés dans certaines maladies immunologiques.
- **Approches Technologiques** : L'adoption de la télémédecine, des applications mobiles et des dispositifs de suivi permet un meilleur suivi des patients allergiques et immunodéprimés.
- **Traitement de l'Urticaire Chronique** : De nouvelles cibles thérapeutiques et des médicaments sont en développement pour traiter l'urticaire chronique, une affection qui peut être invalidante pour certains patients.
- **Identification des Biomarqueurs** : Recherche sur des biomarqueurs pour prédire la sévérité, le pronostic, et la réponse au traitement des maladies allergiques et immunologiques.

Ces avancées sont le fruit de la recherche fondamentale, des essais cliniques, et de la collaboration interdisciplinaire. Alors que certains de ces traitements sont déjà disponibles, d'autres sont encore à l'étude. Cependant, ces progrès offrent l'espoir d'une meilleure qualité de vie pour les patients souffrant de maladies allergiques et immunologiques.

L'évolution des techniques diagnostiques

L'évolution des techniques diagnostiques en allergologie et immunologie a été considérable au cours des dernières décennies. L'amélioration de ces techniques permet une identification plus précise des allergènes responsables des symptômes et une meilleure compréhension des mécanismes immunologiques sous-jacents. Voici un aperçu de cette évolution :

- Tests Cutanés :
    - **Prick Tests** : Bien que la technique de base reste similaire, l'éventail des allergènes testés s'est élargi. De plus, des dispositifs améliorés permettent une meilleure standardisation de l'application.
    - **Tests Intradermiques** : Utilisés principalement pour les allergènes auxquels les prick tests sont moins sensibles.
- Dosage des IgE Spécifiques :
    - Initialement, les tests se limitaient à mesurer les IgE totales. Désormais, on mesure les IgE spécifiques à différents allergènes, permettant une meilleure précision dans l'identification de l'allergène responsable.
    - **Technologie ImmunoCAP** : Permet le dosage d'IgE spécifiques pour un large panel d'allergènes.
- Tests de Provocation :
    - Bien qu'ils soient plus anciens, ils restent la référence pour le diagnostic de certaines allergies, en particulier les allergies alimentaires. Les techniques et les protocoles se sont affinés pour réduire les risques.
- Cytophoniqutest (Basophile Activation Test) :
    - Mesure la réaction des basophiles (type de globules blancs) en présence d'un allergène.

Cette technique est particulièrement utile dans les cas où les tests cutanés et les IgE spécifiques sont non concluants.

- Test de Patch (Patch Testing) :
    - Utilisé pour identifier les allergènes responsables de dermatites de contact. L'éventail des substances testées s'est élargi avec la reconnaissance de nouveaux allergènes.
- Technologie des puces à ADN (Microarray) :
    - Ces puces peuvent détecter des milliers d'allergènes simultanément à partir d'un seul échantillon, permettant une évaluation détaillée du profil allergique d'un patient.
- Techniques d'Imagerie :
    - En particulier dans les cas d'asthme ou d'autres affections pulmonaires liées aux allergies. L'évolution des techniques d'imagerie, comme la tomodensitométrie (TDM) et l'imagerie par résonance magnétique (IRM), offre des images plus précises de l'inflammation et d'autres changements dans les poumons.
- Évaluation des Fonctions Immunitaires :
    - Des tests avancés, tels que le dosage des sous-populations de lymphocytes, la mesure de la réponse lymphoproliférative, et la détection de protéines spécifiques, permettent de diagnostiquer et de suivre les déficits immunitaires primaires et secondaires.

Avec ces avancées, la précision et l'efficacité du diagnostic des allergies et des troubles immunologiques ont grandement progressé, conduisant à des plans de traitement mieux adaptés et à une meilleure qualité de vie pour les patients.

Les défis futurs pour les infirmières

Le rôle de l'infirmière en allergologie, comme dans d'autres domaines de la santé, évolue constamment. Plusieurs défis attendent ces professionnels à l'avenir :

- Complexité Croissante des Soins :
  - Avec les progrès technologiques et thérapeutiques, les soins aux patients deviennent de plus en plus complexes. Les infirmières doivent rester à jour avec les dernières avancées pour offrir des soins optimaux.
- Intégration de la Technologie :
  - La télémédecine, les dossiers médicaux électroniques, les dispositifs de surveillance à distance, etc. nécessitent une formation et une adaptation continues.
- Gestion des Patients Multimorbides :
  - De nombreux patients allergiques ont d'autres conditions médicales. Gérer ces comorbidités nécessite une approche holistique et une coordination des soins.
- Éducation des Patients :
  - Avec l'augmentation des maladies allergiques, l'éducation des patients et de leurs familles devient cruciale. Cela comprend l'enseignement de la prévention, de la reconnaissance des symptômes et de la gestion des crises.
- Gestion du Stress et de l'Épuisement Professionnel :
  - Le milieu de santé est exigeant, et le risque d'épuisement professionnel est élevé. Trouver des stratégies pour gérer le stress et maintenir un équilibre travail-vie est crucial.

- Évolution du Cadre Réglementaire :
  - Les lois et les régulations peuvent changer, affectant la pratique des infirmières. Se tenir informé et s'adapter à ces changements est un défi constant.
- Collaboration Interprofessionnelle :
  - Le travail en équipe avec d'autres professionnels de santé (médecins, pharmaciens, diététiciens, etc.) exige une communication et une coordination efficaces.
- Diversité Culturelle :
  - Les infirmières peuvent être amenées à prendre en charge des patients de diverses origines culturelles et doivent donc être formées à la compétence culturelle pour fournir des soins respectueux et adaptés.
- Résistance aux Antimicrobiens :
  - Avec l'augmentation de la résistance aux médicaments, en particulier chez les patients immunodéprimés, les infirmières doivent être vigilant et bien informées sur les meilleures pratiques.
- Défis Éthiques :
  - Les infirmières peuvent être confrontées à des dilemmes éthiques, comme le refus de traitement, les décisions de fin de vie, ou les questions relatives à la génétique.
- Besoin de Recherche en Soins Infirmiers :
  - Contribuer à la recherche et à l'évidence scientifique dans le domaine des soins infirmiers en allergologie est essentiel pour l'avancement de la profession.

Face à ces défis, la formation continue, la recherche, le soutien professionnel, et une collaboration efficace sont essentiels pour permettre aux infirmières d'offrir les meilleurs soins possibles à leurs patients.

Chapitre 35:
CONCLUSION ET PERSPECTIVES

Le rôle central de l'infirmière
en Allergologie et Immunologie

L'infirmière en Allergologie et Immunologie occupe une position unique et essentielle au sein de l'équipe médicale. Elle est souvent le premier point de contact pour les patients qui éprouvent des symptômes d'allergies ou de troubles immunitaires, agissant comme un pont entre ces derniers et le monde complexe de la médecine spécialisée. Son rôle dépasse largement les interventions cliniques de base; elle est également éducatrice, conseillère, chercheuse, et défenseure des patients.

Dans le tumulte de la consultation médicale, l'infirmière est la figure rassurante qui prend le temps d'écouter et de comprendre les inquiétudes des patients. Elle traduit le jargon médical en termes compréhensibles, aidant les patients à décoder leurs symptômes, leurs diagnostics, et leurs options thérapeutiques. Cette communication est fondamentale pour que le patient se sente impliqué, écouté et compris dans sa prise en charge.

En outre, l'infirmière joue un rôle éducatif primordial. Dans le domaine de l'allergologie, par exemple, elle instruit les patients sur les méthodes pour éviter les allergènes, leur apprend à reconnaître les signes d'une réaction allergique grave et les guide sur l'utilisation correcte des traitements, comme les auto-injecteurs d'épinéphrine. Pour les patients avec des déficiences immunitaires, elle offre des conseils pour réduire le risque d'infections et garantir une vie aussi normale et épanouissante que possible.

L'infirmière est également à la pointe de la recherche clinique. Elle est souvent impliquée dans la mise en œuvre et la surveillance des essais cliniques, contribuant ainsi à l'avancement de nouvelles thérapies et stratégies de traitement. Ce rôle de chercheuse renforce l'importance de la formation continue, car l'infirmière doit rester à jour avec les dernières découvertes et innovations.

Enfin, en tant que défenseure, l'infirmière se bat pour les droits de ses patients, s'assurant qu'ils reçoivent les soins appropriés, qu'ils sont traités avec dignité et respect, et qu'ils ont accès aux ressources nécessaires. Elle plaide pour une meilleure sensibilisation aux allergies et aux déficiences immunitaires, mettant en lumière la nécessité d'une meilleure reconnaissance, d'un diagnostic précoce et d'un traitement efficace.

En résumé, l'infirmière en Allergologie et Immunologie n'est pas simplement une exécutante des ordres médicaux; elle est un pilier central de l'équipe médicale. Grâce à sa polyvalence, son dévouement et sa proximité avec les patients, elle assure que ces derniers reçoivent des soins holistiques, informés et bienveillants.

L'importance de la formation continue

La formation continue est un élément fondamental dans la carrière de tout professionnel de santé, et cela est particulièrement vrai pour les infirmières. Dans un monde où les connaissances médicales
évoluent à un rythme effréné et où la technologie médicale avance constamment, la nécessité de se tenir à jour n'a jamais été aussi cruciale.

Premièrement, la formation continue garantit que les infirmières peuvent fournir les meilleurs soins possibles à leurs patients. Les thérapies émergentes, les nouvelles techniques diagnostiques et les avancées dans la prise en charge des patients changent constamment la façon dont les soins sont dispensés. Sans une mise à jour régulière des connaissances, il serait facile pour un professionnel de s'appuyer sur des méthodes obsolètes, qui pourraient ne pas être les plus bénéfiques pour le patient.

Ensuite, elle contribue à renforcer la confiance professionnelle. Une infirmière qui est bien informée sur les dernières pratiques est plus susceptible de se sentir compétente dans son rôle. Cette confiance se traduit non seulement par une meilleure prise en charge du patient, mais aussi par une meilleure interaction avec les autres membres de l'équipe de soins.

La formation continue est également essentielle pour la progression de carrière. Dans de nombreux systèmes de santé à travers le monde, la progression dans la hiérarchie professionnelle ou la spécialisation nécessite souvent des qualifications supplémentaires ou des certifications qui ne peuvent être obtenues que par la formation continue. De plus, elle ouvre des portes à des opportunités telles que l'enseignement, la recherche ou des rôles consultatifs.

De plus, dans un monde de plus en plus globalisé, la formation continue permet aux infirmières de comprendre les pratiques internationales, les maladies émergentes et les protocoles mondiaux. Cela peut être particulièrement pertinent pour les infirmières qui travaillent dans des zones touristiques, des villes cosmopolites, ou qui envisagent de travailler à l'étranger.

Enfin, au-delà des avantages pratiques, il y a un avantage intrinsèque à l'apprentissage lui-même. La curiosité, le désir d'en savoir plus et de s'améliorer sont des traits inhérents à de nombreux professionnels de santé. La formation continue nourrit cette soif de connaissance, offrant une stimulation intellectuelle et une satisfaction personnelle.

La formation continue est bien plus qu'une simple obligation ou une corvée. C'est une opportunité pour les infirmières d'enrichir leurs compétences, d'améliorer leur pratique et de s'assurer qu'elles offrent toujours les meilleurs soins possibles à leurs patients. Dans un domaine aussi vital et dynamique que la santé, la stagnation n'est tout simplement pas une option.

Encourager
la nouvelle génération d'infirmières

Dans un monde de plus en plus complexe et spécialisé, le rôle de l'infirmière est devenu essentiel pour le bon fonctionnement des systèmes de santé. Encourager la nouvelle génération d'infirmières est donc d'une importance capitale. Voici comment nous pouvons inspirer et soutenir la prochaine vague de soignants dévoués :

- **Valorisation de la profession** : Il est primordial de mettre en lumière les réussites et les contributions significatives des infirmières dans le domaine de la santé. Partager des histoires inspirantes et des témoignages peut motiver de jeunes individus à envisager une carrière en soins infirmiers.
- **Mentorat** : Les infirmières expérimentées devraient être encouragées à devenir mentors pour les nouvelles recrues, offrant conseils, soutien et une perspective précieuse sur le métier.
- **Opportunités d'apprentissage** : Des programmes de formation continue, des ateliers et des séminaires doivent être mis à la disposition des jeunes infirmières pour les aider à développer leurs compétences et à

se tenir au courant des dernières avancées médicales.

- **Favoriser la diversité** : Il est crucial d'encourager des individus de différents horizons à rejoindre la profession infirmière, enrichissant ainsi la diversité des expériences et des perspectives au sein du métier.
- **Promouvoir la recherche en soins infirmiers** : En soutenant et en mettant en valeur la recherche menée par les infirmières, on reconnaît leur rôle crucial non seulement en tant que prestataires de soins, mais aussi en tant que chercheurs.
- **Offrir des possibilités de carrière variées** : Il est essentiel de montrer aux jeunes infirmières qu'il existe une multitude de chemins de carrière possibles, qu'il s'agisse de se spécialiser dans des domaines spécifiques, de travailler à l'étranger ou de se lancer dans la recherche ou l'enseignement.
- **Assurer un environnement de travail sain** : Un environnement de travail positif, où le bien-être et la santé mentale des infirmières sont pris en compte, attirera davantage de jeunes vers la profession.
- **Engagement en faveur de l'éducation** : Les institutions éducatives doivent continuer d'innover dans leurs programmes de formation en soins infirmiers, en veillant à ce qu'ils soient pertinents, à jour et centrés sur le patient.
- **Réseautage** : Encourager les jeunes infirmières à rejoindre des associations professionnelles où elles peuvent rencontrer d'autres professionnels, échanger des expériences et des connaissances et bénéficier de ressources précieuses.
- **Reconnaissance et récompenses** : Des programmes de reconnaissance et de récompenses peuvent motiver les infirmières, montrant que leurs efforts et leur dévouement sont appréciés.

La nouvelle génération d'infirmières est la promesse d'un système de santé robuste et résilient pour l'avenir. En les soutenant, en les valorisant et en investissant dans leur formation et leur bien-être, nous garantirons non seulement la qualité des soins pour les patients, mais aussi la pérennité et l'innovation dans le domaine des soins infirmiers.

Retrouvez chacun de mes livres publiés sur Amazon sur le lien suivant :

https://www.amazon.fr/dp/B0CP8T3K57

Pour un prix unitaire beaucoup plus intéressant, vous pouvez également acheter l'intégralité de mes livres en format e-books (pdf) sur le site internet suivant :

http://espaceformation-ide.com

Avec toute ma considération…

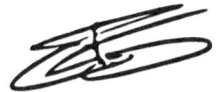